COMER sin CULPA

DRA. AMY SHAH

COMER sin CULPA

Los 5 pasos para hacer las paces con tu cuerpo

DIANA

Título original: *I'm So Effing Hungry: Why We Crave What We Crave — and What to Do About It*

I'm So Effing Hungry, © 2023 por Amy Shah, MD
Publicado por acuerdo con Harvest un sello de HarperCollins Publishers.

Diseño de portada: Planeta Arte & Diseño / Paulina Zaragoza Colin
Fotografía de portada: © iStock
Traducción: Omar Mejía García
Diseño de interiores: Alejandra Romero

Derechos reservados

© 2024, Editorial Planeta Mexicana, S.A. de C.V.
Bajo el sello editorial DIANA M.R.
Avenida Presidente Masarik núm. 111,
Piso 2, Polanco V Sección, Miguel Hidalgo
C.P. 11560, Ciudad de México
www.planetadelibros.com.mx

Primera edición en formato epub: agosto de 2024
ISBN: 978-607-39-1819-0

Primera edición impresa en México: agosto de 2024
ISBN: 978-607-39-1679-0

Impreso en los talleres de Litográfica Ingramex, S.A. de C.V.
Centeno núm. 162-1, colonia Granjas Esmeralda, Ciudad de México
Impreso y hecho en México — *Printed and made in Mexico*

A mi maravilloso esposo, Akshay, y a mis dos hijos, Jaden y Lara, sin los cuales este libro se habría terminado un año antes. Fuera de broma, les debo todo y más. Gracias por ser mis pilares.

A mis lectores, no soy nada sin ustedes, tengo todo que agradecerles.

ÍNDICE

PARTE III
¡NO MÁS HAMBRE!

INTRODUCCIÓN

No es tu culpa

Una vez vi un episodio de *Sexo en la ciudad* que me causó risa, pena y tristeza al mismo tiempo. Miranda Hobbes —la brillante abogada corporativa, trabajadora, eficiente y elocuente— estaba parada en su cocina.

En la serie, Miranda toma una pequeña rebanada de pastel de chocolate y se la come, pero después decide tirar el resto del pastel en el bote de basura, probablemente para no acabárselo. Pero espera: en la siguiente escena toma otro poco de pastel directo del bote de basura y lo devora. Asqueada, derrama jabón para trastes sobre lo que queda del pastel para que no haya forma de limpiarlo, mucho menos de comerlo.

¿Divertido? Sí. ¿Asqueroso? Un poco. ¿Poco común? ¡Para nada!

En realidad, es bastante normal que se nos antojen ciertos alimentos y esto no siempre es resultado de un trastorno alimentario como el que se muestra en este ejemplo ficticio. He platicado y trabajado con miles de personas de todas las edades y partes del mundo que lidian con asuntos relacionados con el hambre y los antojos. Son las personas que salen corriendo a la cafetería a las tres de la tarde por un *latte* y algo dulce, que abren el refrigerador para satisfacer su antojo de medianoche, que comen del plato de sus hijos; a quienes les encanta la comida azucarada, que todo el tiempo empiezan y terminan dietas, y que planean días para romperla. Son esas personas que, sin importar la ciudad en la que estén viviendo, pueden darte indicaciones de cómo llegar desde cualquier lugar a la tienda, restaurante de comida rápida o panadería más cercanos.

¿Y por qué? Porque se sienten muertas de hambre todo el tiempo, incluso después de una comida deliciosa; o porque sencillamente siempre se les antojan cosas dulces, saladas o crujientes; o quizá se sienten solas o estresadas y sucumben a los antojos como consuelo. Quizás algunas simplemente son adictas a la comida, en especial al azúcar, y sienten que no tienen control sobre lo que comen o sobre sus hábitos alimentarios.

Muchas de estas mujeres —me incluyo— han pasado por ciclos interminables y dañinos de aumentos y bajas de peso. Han intentado clubes de nutrición, dietas keto, paleo, veganas, bajas en carbohidratos, o la que sea que esté de moda; tantas veces, que ya perdieron la cuenta. Es un tema que las llena de estrés y que las mantiene en una batalla constante con su mala relación con la comida.

Te voy a contar la historia de Mónica, mi paciente de 37 años, que, como la ficticia Miranda, es una abogada con una carrera exitosa. Limitaba su ingesta de alimentos durante la semana, pero se descontrolaba sábados y domingos con montones de vino y comidas nocturnas llenas de carbohidratos. Solía acabarse una comida completa, para luego servirse una segunda o tercera vez. En una ocasión, mientras se encontraba de vacaciones en Colombia a bordo de un crucero, le sirvieron camarones recién pescados, una especialidad local. Mientras bebía más vino, siguió comiendo hasta estar a punto de explotar, pero no podía parar. Incluso se sirvió una tercera ración, que se comió a escondidas mientras todo mundo dormía.

Desde una perspectiva psicológica más profunda, Mónica se deprimía por este comportamiento y desarrolló tanta ansiedad por la comida que no podía comer nada sin sentirse culpable. Le parecía que no tenía control de su apetito y de su forma de comer ni tampoco sabía cuánta comida era suficiente.

Mónica me preguntó: «¿Acaso estoy loca por hacer todo esto?». Por supuesto, le aseguré que no lo estaba y que no era la única; que su historia es bastante común en la actualidad.

Para muchas mujeres como Mónica, el hambre se ha convertido en un terrible enemigo y luchan contra ella de manera constante. Esta batalla aminora su autoestima, impone mayor culpa (y kilos) y hace que sus ánimos flaqueen. Este conflicto las ha dominado por tanto tiempo que librarse de él parecería difícil.

Entiendes la situación. Quizá te encuentres en ella y te estés preguntando ¿por qué tengo tanta pinche hambre?

LAS VERDADERAS RAZONES DEL HAMBRE

Muchas personas —incluida mi yo del pasado— van por la vida con un sufrimiento innecesario a causa de su relación con la comida y de la necesidad constante de sucumbir a sus antojos. Sienten que el deseo por ciertos alimentos ejerce un enorme control sobre su vida. Pasan todo el día pensando en su próxima comida y se sienten derrotadas por su falta de fuerza de voluntad para resistirse a los alimentos. Nadie quiere pasarse la vida así, pero sucede a pesar de sus más grandes esfuerzos, y con mucha mayor frecuencia de lo que te imaginas.

¿Algo de esto te suena familiar?

Si es así, te tengo la mejor de las noticias: ¡el hambre y los antojos constantes no son tu culpa! En serio, insisto, no son tu culpa.

NO son resultado de lo que HACES ni tampoco son una muestra de debilidad o de falta de fortaleza; y tienen poco que ver con la fuerza de voluntad. Autocontrol, disciplina, voluntad, nada de esto importa un comino en este asunto. Así que repite conmigo: «No es mi culpa».

De acuerdo, sé que te estás preguntando: «Si no es mi culpa, entonces ¿cuál es exactamente el problema?».

En realidad, no se trata de uno, sino de tres grandes problemas. Los desarrollaré un poco más en esta introducción y los explicaré con más detalle a lo largo del libro, pero el resumen es el siguiente. El primer problema tiene que ver con una respuesta social a la comida que los productores de alimentos han diseñado para que sea altamente apetitosa y adictiva.

El segundo es una respuesta psicológica, a menudo activada por estados de ánimo o emociones. Entre los desencadenantes emocionales para comer están el estrés, la soledad, los hábitos, el aburrimiento o el enojo, y también sentimientos más agradables como la felicidad y las celebraciones (las empresas de alimentos también se aprovechan de esto).

El tercero es una respuesta fisiológica e inconsciente, controlada por tu cerebro y tu estómago, que provoca que tus señales de hambre y saciedad (satisfacción) dejen de funcionar como deberían. Por supuesto, el hambre verdadera es la necesidad fisiológica de nutrientes que le proporcionen energía a tu cuerpo. Del mismo modo en que tu auto necesita gasolina para funcionar, tu cuerpo necesita comida y nutrientes para sobrevivir y prosperar. Una vez que tu tanque se vacía, tienes que llenarlo.

De manera que estas son las principales razones por las cuales te sientes hambriento de forma constante, por la que se te antojan ciertos alimentos y por qué no puedes dejar de comer.

En muchos sentidos, esta es información que nadie te había dicho; al menos no la industria de los alimentos y de las dietas, y puede que ni siquiera tu doctor. Los médicos te dirán que tú tienes la culpa de tu hambre y antojos porque no entienden los aspectos fisiológicos o neurocientíficos implicados; estos no son temas que se enseñen en la carrera de Medicina.

Por décadas nos han lavado el cerebro para que creamos que cuando las personas tienen un problema con su peso se debe a que comen demasiado y que la respuesta es que ingieran menos calorías de las que queman; que recortar calorías y eliminar ciertas comidas es la respuesta y que, si lo hacen, ¡podrán verse como Gwyneth Paltrow! Lo cierto es que se trata de un mito (sin ofender, Gwyneth).

De hecho, este mito se les enseña a los doctores en la carrera de Medicina y al resto nos enseñan que, para resolver este problema, simplemente tenemos que dejar de comer tanto. Pero resulta que no es así de fácil. Tener sobrepeso y subir de peso de manera excesiva no son solo un asunto de calorías consumidas y calorías quemadas. Hay muchas más cosas involucradas, como procesos hormonales y la neurociencia detrás del hambre y del apetito. Sin embargo, por desgracia, estos elementos no se abordan como se debería en las escuelas de Medicina.

Pero no vayas a pensar que siempre estarás a la merced de tus antojos y que no hay ninguna solución. Puedes hacer algo al respecto y te voy a dar la solución en este libro. El programa que comparto en estas páginas te ayudará a calmar el hambre y los antojos de manera natural, a que puedas confiar en tus señales de hambre, a acabar con las dietas y a liberarte de esas sensaciones negativas asociadas con la comida y la alimentación.

Tanto este libro como el plan de 5 pasos que propongo surgieron de mis experiencias mientras estudiaba Nutrición, me convertía en médica, trabajaba con pacientes e investigaba algunos datos poco conocidos acerca del aparato digestivo, el cerebro, las emociones y el hambre. Este plan se desarrolló para ayudar a miles de personas como tú, con las que he trabajado a lo largo de los últimos años y que han batallado con el hambre, los antojos, la culpa y la ansiedad por comer, con subidas y bajadas de peso; y que incluso podrían caminar veinte cuadras para conseguir su postre favorito. Por fortuna, con este plan y sus pasos relacionados, mis pacientes han logrado dejar el sufrimiento de tener hambre todo el tiempo, ¡y tú también podrás lograrlo! (leerás las historias de mis pacientes más adelante, y sé que te inspirarán y darán esperanza).

Ahora, continuemos con algo de contexto.

DESCIFREMOS LOS MISTERIOS DEL HAMBRE

Antes de convertirme en una médica con doble especialización (Medicina interna y Alergología/Inmunología), realicé mi licenciatura en Nutrición en la División de Ciencias Nutricionales de la Universidad de Cornell, que ofrece uno de los mejores programas educativos de Estados Unidos.

La nutrición es un área que siempre me fascinó. En la preparatoria, me preocupé mucho cuando diagnosticaron a mi abuela con diabetes tipo 2; una enfermedad que causó la muerte de mi abuelo cuando apenas tenía 60 años. No solo eso, tanto mi papá como sus cuatro hermanos fueron diagnosticados con diabetes cuando rondaban los 30 años. Uno de mis tíos es cardiólogo y, en una ocasión, durante una cena con la mesa llena de carbohidratos señaló que nadie en la familia había vivido más de 60 años.

Desde que llegamos a Estados Unidos cuando yo tenía 5 años, empecé a darme cuenta de que los hábitos alimentarios de mis padres habían empezado a desviarse de las comidas de base vegetariana de nuestra cultura india —muchas verduras, *roti*, y otros alimentos típicos— hacia los alimentos más procesados que tanto prevalecen en la dieta occidental. Aunque todavía disfrutaban la cocina típica de la India, empezaron a comer *pizza*, comida rápida y nachos algunas noches por semana, y a beber muchos refrescos de cola.

Los Doritos se convirtieron en su botana favorita. Yo sabía que esta conducta era en gran medida la causa de su diabetes y que, sin duda, la había empeorado. Quería averiguar cómo frenar estos hábitos alimentarios y evitar que tanto mi familia como otras personas tuvieran que lidiar con la diabetes y sus posibles consecuencias.

Lo que también me aterraba era que la diabetes no solo afecta a alguien a corto plazo, sino que también es una de las principales causas de muerte porque desencadena la aparición de enfermedades cardiovasculares, problemas renales y nerviosos, y muchas otras afecciones graves.

Tampoco se trataba de algo que solo le estuviera pasando a otras personas, eran cosas que estaban sucediendo en mi propia familia. Fue así que decidí tomar un papel más activo en la salud de mi padre, monitoreando su alimentación y nutrición e intentando diferentes dietas: alta en grasa, baja en carbohidratos, vegana, paleo y ayurvédica (un sistema natural de medicina que se originó en la India hace más de tres mil años y que conocí por mi familia), entre otras. Cuando me involucré, mi padre se decidió a cambiar, y me sentí orgullosa de su actitud y motivación.

A la larga, llegamos a un plan que funcionó, y que funcionó muy bien. Durante un lapso de dos años, mi padre pasó de utilizar 50 unidades de insulina a menos de 20, bajó casi 14 kg y recibió evaluaciones constantes de mejoras en su salud por parte de su doctor. Además, ya no se le antojaban los alimentos dulces ni procesados.

Con el paso de los años, afiné este plan con base en mi educación y experiencia como médica. Ahora es una parte estructural de los programas que diseño para mis pacientes y me llevó a escribir mi primer libro en 2021, *I'm so Effing Tired* [Me siento muy pinche cansado].

Con este nuevo libro, *Comer sin culpa*, exploro nuevos territorios: diferentes hormonas, distintos discernimientos acerca de la nutrición y diferentes planes. Además, explico los más recientes avances científicos acerca de lo que sucede dentro del cuerpo para lograr controlar el hambre, el apetito y los antojos. El hambre es un monstruo por completo distinto al cansancio y, en este libro, aprenderás algunos datos sorprendentes acerca de por qué tienes tanta pinche hambre y qué hacer al respecto.

Mi misión es revolucionar la manera en la que la gente come, cambiar la forma en la que piensa acerca del hambre y la nutrición, y ayudarla a manejar su hambre y sus antojos; a liberarse de la tiranía de las dietas y a dejar de pelearse con la comida. Este programa puede darte las herramientas necesarias para manejar el «hambre» que sientes en la vida (por ejemplo, «hambre» de buenas relaciones, de más sentido, de tener un mayor impacto en la sociedad). He visto cómo mi programa les funciona a mujeres de todo el mundo, por lo que estoy segura de que también te funcionará a ti.

Me siento agradecida de haber iniciado este camino por medio de haber estudiado Nutrición de manera inicial, porque aprendí acerca de la ciencia de los alimentos, del papel de los nutrientes, de qué le pasa a tu cuerpo cuando comes distintos alimentos y de las diversas enfermedades asociadas con deficiencias nutricionales. No hay muchos médicos que tengan esta preparación.

Cuando estudiaba Nutrición en Cornell solía asistir a convenciones y seminarios de esta disciplina para adquirir más conocimiento. Fue en estos eventos en los que me di cuenta de una desvinculación rara y alarmante.

Recuerdo con absoluta claridad la primera convención a la que fui, en el Centro de Convenciones Hynes de Boston. El lugar estaba repleto de puestos decorados con enormes y coloridos carteles, en los que regalaban plumas y otras chucherías. Llegué exhausta y sudorosa por el esfuerzo de buscar un lugar para estacionarme y de estar caminando en tacones demasiado ajustados para intentar encajar. Era joven e inexperta, pero estaba ahí para absorber todo. Después de registrarme, me dieron una gran bolsa de tela llena de muestras y folletos de los gigantes de los alimentos, como Nestlé, General Mills y Kraft.

Las sesiones educativas estaban patrocinadas por distintas empresas, en especial por grandes fabricantes de cereal. Un seminario abordaba cómo el gluten estaba siendo injustamente acusado de causar problemas gastrointestinales, lo que me causó mucha sorpresa. Cada vez que comía gluten, me dolía el estómago, perdía energía y me inflamaba. Hay mucha gente que es sensible al gluten y yo soy una de ellas, así que me sentí desconcertada de escuchar que hablaran tan bien del él, sin mencionar, ni reconocer a aquellas personas que eran sensibles a este.

También hubo una sesión acerca del Estudio de China —un enorme proyecto de investigación acerca de los beneficios para la salud de una dieta vegana— en el que el ponente expuso la relación entre comer carne y padecer cáncer. Como vegetariana de toda la vida, quedé fascinada con esta sesión. ¡Pero quedé más impactada por la cantidad de carne procesada que se sirvió en el almuerzo justo después de ese seminario!

En general, no podía creer la descarada promoción de alimentos procesados en una convención cuyo tema era la nutrición. Con razón hay tanta gente que está lidiando con aumento de peso, obesidad, diabetes y otras enfermedades relacionadas con la comida; muchos profesionales de la salud ni siquiera están familiarizados con la buena nutrición.

Esas experiencias de verdad me abrieron los ojos. ¡Nos estaban —y están— engañando! Estas convenciones que normalizan o incluso alientan el consumo de alimentos procesados mientras omiten temas de salud que se centran en las sensibilidades alimentarias son parte de la conexión social al hambre que mencioné antes.

Después, empecé a estudiar Medicina, primero en la Escuela de Medicina Albert Einstein en Nueva York, seguido de una residencia en el Beth Israel Deaconess Medical Center en Boston de la Escuela de Medicina de Harvard. Tres años después, fui aceptada en el programa de Inmunología del Hospital Presbiteriano de Columbia y de la Universidad de Columbia.

Cuando estudié Medicina, me enseñaron todo lo que un futuro doctor necesitaba saber acerca de anatomía, fisiología, enfermedades y tratamientos. Pero no recuerdo haber aprendido mucho de nutrición o de medicina preventiva. Lo poco que aprendí conformó tan solo un 15% de mis conocimientos de nutrición.

Después de muchos años de estudios y entrenamiento, establecí mi consultorio, emocionada de poner en práctica todo mi entrenamiento. No obstante, en el fondo sabía que mi entrenamiento especial y mis habilidades se desperdiciarían en un modelo occidental de medicina, que se enfoca en tratar los síntomas en lugar de encontrar la raíz de la enfermedad y su prevención. Claro que la medicina occidental tiene fortalezas además de sus debilidades, y es excelente en el caso de una emergencia o cuando es necesaria una intervención quirúrgica. Pero, a menudo, fracasa en promover la prevención de enfermedades y los procesos de autocuración que ocurren dentro del cuerpo.

Estaba decidida a cambiar la manera en la que ejercía medicina para poder tener un impacto sobre más personas.

Aunque toda mi educación fue de suma importancia y sentó bases fundamentales, decidí enseñar y ejercer mi profesión de un modo distinto, recurriendo a mi crianza surasiática y a mi formación especializada en Nutrición e Inmunología para tratar a las personas de manera exitosa. Aunque en mi título dice que soy doctora en Medicina, también me considero una profesional en Medicina integrativa, lo que significa que me concentro en la curación por medio de la nutrición, el bienestar y el estilo de vida.

LOS PSICOBIÓTICOS, EL HAMBRE, LOS ANTOJOS Y TÚ

Desde la publicación de mi primer libro, *I'm so Effing Tired* —que ofrece un plan comprobado para superar el problema de la fatiga en mujeres—, he estudiado las fuerzas detrás del hambre excesiva y los antojos.

Como ya mencioné, me sentía motivada para explorar este tema porque muchas de mis pacientes y otras mujeres me contaban que se sentían constantemente hambrientas y rezaban para que al día siguiente fuera distinto. Sus deseos por diferentes tipos de alimentos —dulces, salados, crujientes, y todos los anteriores— eran fuertes y reales. Algunas podían abrir una bolsa de papas fritas y comerse todas en una sola sentada o acabarse medio litro de helado (o más) como postre.

Pero hay un lado profundamente personal de mi exploración del hambre y los antojos: mi propia vida. Al inicio de mis treinta, sentí que mi vida estaba a punto de explotar: era esposa y madre con dos hijos en casa, estaba tratando de impulsar mi consultorio y pasaba una gran cantidad de mi tiempo libre con personas tóxicas que eran malas para mi salud mental. Estaba tan desgastada que no lograba concentrarme y tomar las riendas de mi horario y mis tareas cotidianas. Después —en parte debido a mi estilo de vida ajetreado— tuve un horrible accidente de tránsito en el que casi pierdo la vida. En medio del proceso de recuperación y sanación me di cuenta de que había demasiadas cosas en mi vida que estaba intentando controlar, y que me sentía incapaz de ponerles un alto al estrés y al caos.

Mi único mecanismo para sobrellevar el estrés era comer, pero no los alimentos adecuados. Esas elecciones solo intensificaban mis antojos. Tampoco estaba durmiendo bien, lo que me ponía todavía más hambrienta.

Entonces, mi increíble esposo tomó cartas en el asunto e insistió en que necesitaba poner más límites en mi vida para poder controlar y reducir el estrés. Le hice caso y ambos acordamos que necesitábamos llevar una vida más saludable.

Cambiamos la manera en la que comíamos y enfatizamos los productos integrales y naturales la mayoría de las veces (tuve que aprender a dejar de automedicarme con comida por medio de las técnicas que te voy a enseñar en este libro). Comenzamos a ejercitarnos de manera más gentil y, en especial, en espacios abiertos y dentro de la naturaleza. Comenzamos a hacer más yoga y meditación, y dejamos de relacionarnos con personas que nos hacían sentir mal. Poco a poco, toda mi vida empezó a cambiar y, al final, logré llegar al otro lado, convertida en una nueva persona.

De modo que sí, lo entiendo. Te sientes abrumada al igual que yo y tienes razón en preguntarte por qué te está pasando esto. Pero puedo ayudarte, no solo porque soy médica, sino también porque estuve en tu lugar y sé lo que se necesita para que vuelvas a empoderarte.

Cuando se trata de antojos, es posible que para las mujeres sea algo más difícil. Un estudio publicado en el *Yale Journal of Biology and Medicine* en 2016, señaló que a las mujeres les cuesta más trabajo regular los antojos que a los hombres. Solo el 20% de las mujeres que reportaban tener antojos respondieron que era «fácil» resistirse, comparado con un 50% de los hombres.

De pura casualidad, mientras me daba cuenta de que este era un problema sin una solución clara, empecé a leer acerca de un concepto relativamente nuevo en medicina alternativa llamado psicobióticos. El término se refiere a los microbios vivos que habitan en el intestino y que se ha demostrado que tienen un impacto en el cerebro y el sistema nervioso. Hay procesos clave de tu cuerpo —incluyendo el hambre, el peso o incluso tu estado de ánimo— que la mayor parte del tiempo son regulados de manera estricta por estas bacterias. Aunque los científicos identificaron esta relación desde hace algún tiempo, en esencia se desatendió porque no se consideraba importante; pero ahora ya nos dimos cuenta de su relevancia y los estudios de psicobióticos han comenzado a revelar su impacto en gran parte del cuerpo.

Aquí viene lo interesante: estos microbios saben cómo fabricar neurotransmisores mensajeros, que de manera normal se producen en el cerebro, de forma independiente. Los microbios no tienen cerebro, claro, pero usan neurotransmisores químicos como la dopamina y la serotonina para comunicarse entre sí, del mismo modo en que lo hacen las neuronas. Incluso existe la posibilidad de que también se estén comunicando con nosotros y que tengan una fuerte influencia sobre la manera en la que nos sentimos, pensamos y reaccionamos.

Uno de los descubrimientos recientes más fascinantes que ha aparecido en revistas como *Nutrients* y *Trends in Neuroscience* señala que los microbios están utilizando estos químicos para controlar nuestro apetito y hacer que se nos antojen ciertos alimentos. Así que cuando a estos bichos microscópicos se les antoja el azúcar y otros alimentos, ¡a ti se te antoja lo mismo! Esta es una de las grandes razones por la que sientes tanta pinche hambre. Además, si tienes deficiencias de ciertas bacterias intestinales, es más probable que te sientas famélica todo el tiempo, que se te antojen varios alimentos y que también sufras de trastornos del estado de ánimo, incluyendo depresión (que no ayuda para nada con los antojos). El hambre y los antojos son temas con muchos más matices de lo que la medicina occidental nos hace creer.

Dediqué un capítulo entero a los psicobióticos, por lo que no me quiero adelantar. No obstante, lo más importante es que los psicobióticos son una de las principales causas del hambre y los antojos, no tu debilidad o tu falta de disciplina. Ni siquiera es tu culpa si tienes sobrepeso. Puede que solo estés comiendo alimentos que afectan la diversidad de microbios en tu estómago, y ese desbalance esté haciendo que tu cuerpo almacene grasas. Todo esto también tiene que ver con los psicobióticos.

LA INDUSTRIA DE LOS ALIMENTOS
Y EL HAMBRE

¿Recuerdas mi historia acerca de la industria de los alimentos y cómo patrocinan a convenciones de nutrición? Bueno, es esa misma industria la que está formulando y vendiendo alimentos diseñados para ser adictivos e irresistibles, con el fin de que regresemos por más a pesar de las consecuencias.

Las empresas productoras de alimentos contratan ingenieros para manipular las mezclas de azúcares y grasas, o de grasas y sal, para producir la máxima respuesta de placer en las personas, la cual miden con electrodos colocados en ciertas áreas cerebrales que se encienden cuando se ingieren estas mezclas. En la industria de la comida procesada, esta respuesta se conoce como el «punto de máxima satisfacción».

Y no vas a creer lo siguiente: los productores de alimentos alteraron la distribución de gotículas de grasa en algunos alimentos para modificar la tasa de absorción (a esto se le conoce como la «sensación en boca»), cambiaron la forma física de la sal para que llegue a las papilas gustativas más rápido y con mayor intensidad (a esto se le conoce como la «explosión de sabor»), y añadieron químicos condensados que activan intensas respuestas de placer.

El efecto combinado de estos elementos es que ahora nos vemos bombardeados con alimentos altamente apetitosos que son resultado de combinaciones de azúcares y grasas, o de grasas y sal (como cacahuates, frituras y papas a la francesa) y que nos inducen a comer más.

¿Y qué pasa si nos ponemos sensibles? Cuidado, porque las emociones son un detonador aún mayor para comer en exceso. Pero incluso comer para lidiar con tus emociones no es tu culpa. La parte de tu cerebro que desea las interacciones sociales, el mesencéfalo, es la misma que desea la comida. Así que, si te sientes solo, es probable que te dé hambre, ¡incluso si acabas de comer!

En realidad, recurrir a alimentos azucarados, bajo cualquier circunstancia, es una mala idea, porque, al ser fáciles de digerir, se descomponen rápidamente e inundan el aparato digestivo de golpe. Una vez ahí, vuelven locas a las hormonas relacionadas con el hambre y la saciedad y estimulan una hormona clave del hambre, la grelina, que te hace sentir más hambre mientras comes y también después de comer. Este proceso bloquea la producción de leptina, la hormona del «ya me llené». Además de estimular tus antojos por alimentos más procesados, el efecto final de este desastre es que te hace querer comer incluso después de estar lleno.

Lo sé, todo esto me hace sonar como científica loca, pero está sucediendo a nuestro alrededor, sin que tengamos conciencia de ello, y uno de los ejemplos más inmediatos se lleva a cabo todos los días en tu McDonald's más cercano. ¿Alguna vez has pensado que un refresco de cola de McDonald's sabe mucho mejor que el de cualquier otro lado? Esta es la razón: McDonald's compra el jarabe de cola de Coca-Cola, pero, ya en las sucursales, se le añade menos agua carbonatada al jarabe que en otros lugares donde sirven Coca-Cola de una máquina. Esta es una de las principales razones por las que una Coca-Cola en McDonald's es más dulce y, en general, tiene un sabor más intenso que en cualquier otro lugar.

Respecto a los refrescos dietéticos, he visto muchos videos en TikTok que se han vuelto virales en los que califican al mejor refresco de cola dietético y siempre sé qué marca va a ganar.

Es más, los popotes en McDonald's son ligeramente más anchos que los popotes típicos, por lo que, de un sorbo, más de este delicioso líquido llega a tus papilas. Al menos en lo que refiere a los popotes, más grande SÍ es mejor. Si te parece que no puedes dejar de sorber tiempo después de que terminaste tu hamburguesa y papas, ahora ya sabes por qué.

¿Ves lo que está pasando? ¡Estas empresas están utilizando sustancias adictivas y están haciéndolas más adictivas aún! Con

razón tenemos tanta pinche hambre. Tengo más historias reveladoras de la industria de alimentos que compartir más adelante
que te harán pensarlo dos veces antes de pasar por el autoservicio
de un restaurante de comida rápida o de o abrir una bolsa de papas.

ESTE NO ES UN LIBRO DE DIETA

En mi consultorio, recibo a muchas personas que quieren bajar
de peso y que lo quieren para ayer. Tener un peso sano es una
gran meta, y no necesitas un título de Medicina para saber que
disminuye el riesgo de enfermedades cardiovasculares, hipertensión, diabetes tipo 2, algunos tipos de cáncer y otras enfermedades aterradoras.

Sin embargo, en el mundo contemporáneo, la gente se suele
obsesionar con bajar de peso e intenta seguir dietas que tienen un
enfoque restrictivo, y de control de peso. Pero la mayoría no son
sostenibles en absoluto. Aprietas la mandíbula y tratas de apegarte
a la dieta en cuestión durante un par de semanas o por 30 días
hasta que ya no puedes más. Luego regresas a tu forma normal de
comer porque extrañas la lasaña o el helado y los kilos regresan,
con intereses, y el ciclo se repite.

De nuevo, tus bacterias intestinales entran en la ecuación y
hacen mucho más que ayudar a una buena digestión. Producen
químicos que te hacen sentir hambre; otras, degradan la comida en trozos que se digieren, añaden calorías a tu cuerpo, y nos
hacen acumular más kilos. Si tu cuerpo tiene más de este tipo de
bacterias —lo que ocurre cuando comes demasiada comida procesada— va a ser más difícil que bajes de peso.

Después de ser médica por casi 20 años, puedo decirte que la
mayoría de las dietas son producto de la industria de las dietas
que nos ha enseñado a negar y a desestimar nuestras señales de

hambre para, en su lugar, depender de listas que nos digan qué alimentos consumir, cuándo y en qué porciones. Esta industria también quiere hacernos creer que controlar nuestro peso es una cuestión de responsabilidad personal, disciplina y fuerza de voluntad, y que tener hambre es malo.

Que le digan eso a Cyndie, mi paciente, que con 115 kg estaba lidiando con diabetes y problemas de hígado y corazón, hasta que dejó de hacer dietas y aprendió a escuchar a su cuerpo y a comer comida de verdad. No solo bajó de peso de manera significativa, sino que también se liberó del círculo vicioso de pelearse con su propio cuerpo con respecto al hambre, a los antojos y a la comida. Además, toda la cultura de hacer dietas también nos ha generado culpa y otros sentimientos negativos con respecto a la comida y nuestros cuerpos. Es triste y sé que puedes identificarte.

A continuación, te presento una estadística impactante al respecto de las dietas. Desde 2019, el mercado de pérdida de peso en Estados Unidos está en pleno crecimiento y la industria de las dietas ha aumentado a un récord de 72 mil millones de dólares. De acuerdo con AXcess News, se espera que este crecimiento alcance la impactante cifra de 253 000 millones de dólares en los próximos cinco años.

Pero, si todas estas dietas funcionan, entonces, ¿por qué la industria está creciendo tanto y tan rápido? Si quisieras averiguar la causa de esto, fácilmente te darías cuenta del porqué la industria de las dietas quiere que sigamos gordos y enfermos; de manera irónica y trágica, nadie gana dinero cuando las personas se sienten en paz con su cuerpo.

Aun así, muchas personas que hacen dietas creen que, para perder kilos o incluso para mantener su peso, deben tener hambre todo el tiempo. Estoy aquí para decirte que no es así.

Verás, la comida es un requisito para la vida. No podemos vivir sin ella y tenemos que aceptar este hecho. Hay diferentes y deliciosas variedades de alimentos que deberíamos incluir en nuestra dieta de forma regular para tener un mejor funcionamiento corporal, como una mejor absorción de nutrientes, una digestión más saludable, mayor masa muscular, hidratación, niveles adecuados de energía, etc. ¡Es imposible vivir sin comida!

Además, nuestra vida no se centra en dietas y en llevar un registro de calorías, sino que hay una gran variedad de experiencias que nos hacen sentir plenos en muchos sentidos distintos. Un enfoque holístico para tener una mejor salud inicia con la manera en la que hablamos (y pensamos) acerca de comer y del hambre porque ambos afectan nuestra salud.

De hecho, el hambre física verdadera —la que es una breve señal para comer— es necesaria para sobrevivir y nos dice exactamente cuánto comer con el fin de mantener un peso adecuado para nuestros cuerpos. La mayoría de nosotros no ha experimentado el hambre verdadera desde que éramos niños pequeños, pero después de que vuelvas a familiarizarte con ella, sabrás de manera instintiva cuánto comer y no aumentarás de peso.

Así que no te estoy ofreciendo una dieta, y no te daré ninguna regla. La única regla aquí es que no hay reglas. Lo que te ofrezco es el poder de elegir cuando se trata de comida. Tienes que comer para poder vivir, y tu estado de salud depende de tomar mejores elecciones alimentarias. Hacerlo te dará libertad y paz.

También te estoy ofreciendo el conocimiento y poder para tener una buena relación con la comida, para no sentirte privada de algo y para comer de acuerdo con lo que tu cuerpo te dice que comas para que puedas hacer cambios importantes y permanentes; de esos que puedes mantener por el resto de tu vida. Al hacerlo, te liberarás del hambre y los antojos constantes, y del ciclo autodestructivo de pérdida y aumento de peso.

¿Qué pasa con los trastornos alimentarios?

Este libro no aborda los trastornos alimentarios, que son complejos problemas de salud mental que deben tratarse por medio de una intervención médica y psicológica. La mayoría de ellos se presentan con una serie de síntomas, incluso con una restricción severa de comida, o comportamientos de purga, como vomitar o ejercitarse en exceso. Los trastornos alimentarios no son causados únicamente por problemas como el hambre o los antojos, sino que también influyen en ellos factores genéticos, rasgos de la personalidad como el perfeccionismo y una presión exagerada para ser delgado.

Si piensas que tú o alguien cercano padecen un trastorno alimentario, busca la ayuda de un profesional calificado de la salud mental.

MI PLAN Y CÓMO USARLO

Todo lo que aprendí durante años de investigación y experiencia, lo recopilé y plasmé en este libro pero de una manera sencilla. Aquí se resume toda la ciencia involucrada, se desmienten los mitos populares acerca del hambre y te ofrezco estrategias aplicables, con una base científica, que puedes usar de inmediato para manejar el hambre y los antojos falsos.

Este libro te presentará la verdad de por qué tienes tanta pinche hambre, por qué esto no es tu culpa y qué hacer al respecto. Con la información contenida aquí, podrás:

◆ Descubrir datos poco conocidos pero poderosos acerca de algunos alimentos y nutrientes que te ayudarán a controlar tu hambre y antojos; sin esfuerzo y de forma automática.

◆ Escapar de la mentalidad de las dietas de prohibición de alimentos para tener una relación más amigable con estos.

◆ Reprogramar tu cerebro y manipular algunas neuronas relacionadas con el hambre y la saciedad para que recurras a opciones más sanas de manera natural; sin necesidad de fuerza de voluntad.

◆ Aprender a leer los patrones del hambre frente a los de los antojos.

◆ Aprovechar la poderosa conexión entre lo que comes, tu salud intestinal, tu cerebro, tus neuronas y tu estado de ánimo.

◆ Dejar de pelearte con la báscula y hacer las paces con tu cuerpo.

◆ Llevar a tu cuerpo de nueva cuenta a un equilibrio saludable, con estrategias conductuales y de estilo de vida que revitalizarán tu cerebro y terminarán con patrones dietéticos anticuados.

Entonces, ¿cómo vamos a lograr todo esto? Con un enfoque de 5 pasos.

PASO 1: reabastecer. Yo no me centro en lo que quitas de tu dieta —a diferencia de todos los otros planes que hay allá afuera—, sino que te enseño cómo incluir los nutrientes diarios necesarios, a los que llamo los Súper Seis, y que se encuentran en alimentos que comes todos los días, con los cuales automáticamente disminuirás tu hambre, controlarás tus antojos y regularás tus microbios intestinales hambrientos. Además, estas comidas potencian tu metabolismo, aplacan las llamas de la inflamación, te levantan el ánimo, equipan a tu cuerpo para combatir enfermedades y más. Te mostraré cómo incorporar estos alimentos en tu dieta con un plan de comidas sencillo y flexible que incluye algunas recetas deliciosas y llenadoras.

PASO 2: reprogramar. Como ya dije, las industrias de los alimentos y las dietas nos han secuestrado para que ansiemos alimentos y chatarra procesados. En este paso, te enseño cómo reclamar lo que estas empresas te robaron mediante la reprogramación de tu cerebro para así detener las vías neurales de la adicción y el hambre.

PASO 3: reajustar. El hambre se regula, en parte, por nuestro ritmo circadiano, un reloj interno vital que controla el ciclo de sueño y vigilia, y se repite aproximadamente cada 24 h. Cuando este ciclo se altera —por lo general a causa del estrés y el ajetreo de la vida moderna— puedes sentir un hambre voraz. Pero por medio de algunas acciones sencillas como exponerte al sol a diario, puedes activar hormonas del hambre que inhiben el deseo de comer más y reducen tu apetito de manera poderosa.

PASO 4: revitalizar. Incluso una sola noche de dar vueltas en la cama puede alterar los niveles de hormonas clave del hambre y la saciedad, provocando que quieras comer más de lo que deberías. Una mala calidad de sueño también afecta cómo ciertos centros de motivación en tu cerebro reaccionan al ver comida, o incluso al pensar en ella. El resultado es más hambre y más antojos. Una buena noche de sueño —al menos dos veces por semana— es absolutamente esencial para dejar de tener tanta pinche hambre, ya que cuando mejoramos nuestros hábitos de sueño, comemos de manera normal y nos sentimos y vemos mejor.

PASO 5: reentrenar. Tienes que ejercitarte, sobre todo para regular los antojos. Hacer ejercicio no se trata solo de entrenar tus músculos; también te puede ayudar a regular neurotransmisores como la dopamina, la serotonina y el GABA (ácido gamma-aminobutírico), todos fuertemente involucrados en nuestra respuesta de hambre. Si alguien padece una adicción a la comida, querrá implementar ejercicios que aumenten la dopamina, como correr al aire libre o hacer yoga. Otras personas podrían padecer de concentraciones bajas de serotonina o de GABA. Para las primeras, los ejercicios en exteriores o en contacto con la naturaleza son los mejores; mientras que las rutinas específicas, programadas de manera regular son esenciales para cualquier persona con bajos niveles de GABA. Además, el ejercicio es un domador del hambre por sí mismo, porque regula la producción de hormonas del hambre. Este paso es una estrategia prescriptiva para regular los químicos cerebrales que afectan el hambre y los antojos.

¡Ya puedes respirar! Es muy reconfortante saber que el hambre y los antojos no son tu culpa y es todavía mejor saber que puedes poner en marcha algunas técnicas fáciles que no implican mucho esfuerzo, pero que detendrán las variaciones drásticas en el hambre y los antojos —¡y del consumo de comida chatarra!— y que harán que te sientas satisfecho con la comida de verdad.

Luego de todo lo que he resumido en la introducción, trata este libro como un recurso crítico, una compañía constante y una guía de vida para lograr una mente y un cuerpo renovados y revitalizados. Estos pasos te darán una sensación de control y empoderamiento que, a la larga, mejorarán tu salud, tu estado de ánimo y tu longevidad, y que te ayudarán a valorar el maravilloso cuerpo que tienes.

Si estás listo para dejar de tener tanta pinche hambre y empezar a ser feliz y sentirte en paz con tu cuerpo, comencemos.

PARTE 1

EL ROMPECABEZAS DEL HAMBRE

1

¿Cómo es que mi hambre se dañó tanto?

Nací en un lugar de la India llamado Guyarat, que suele describirse como la joya de la India Occidental; posee la línea costera más larga del país y también fue hogar de Mahatma Gandhi, el líder internacionalmente famoso conocido por su resistencia pacífica contra el gobierno británico.

En Guyarat, la alimentación es vegetariana, con platillos que son una combinación única de dulce, salado y picoso —¡todos los sabores que se nos suelen antojar!—. Hace cincuenta años, la cultura alimentaria en esta región era natural y abundante en alimentos no procesados. Pero hoy, en todas partes, la gente come cada vez menos frutas, verduras y cereales, en detrimento de su salud, y los está reemplazando con más grasas, azúcares añadidas, botanas, bebidas y otros alimentos procesados llevados al país por grandes conglomerados de alimentos como los que existen en Estados Unidos. Estos han adulterado la hermosa y tradicional alimentación de mi tierra de origen.

De manera típica, las personas en Guyarat comen varias veces al día, empezando con un desayuno rico en carbohidratos acompañado de té. Más tarde, se consume un refrigerio también rico en carbohidratos. En la comida principal se sirven muchos *rotis* y arroz y, en la tarde, un refrigerio adicional y más té. ¿Y para la cena? Adivinaste, una comida llena de carbohidratos: arroz, frijoles o lentejas y trigo. También hay postres, que tienen una elevada concentración de azúcar.

Recuerdo un verano en el que fui de viaje con mi tío y mis primos por Guyarat. Se detenían casi cada hora o dos en diferentes lugares de comida en donde solo servían alimentos fritos, procesados, llenos de azúcar o todas las anteriores. En ese tiempo, estaba estudiando la carrera en Nutrición, así que fue evidente que mis familiares habían desarrollado una adicción al azúcar. Con base en lo que había aprendido sobre la neuroquímica del azúcar, también sabía que no era su culpa. Esto me puso triste, porque es común que la gente de esta región de la India desarrolle enfermedades como diabetes y tenga niveles altos de colesterol.

De regreso, ya en Estados Unidos, noté que mi papá y su hermano padecían problemas similares: tenían un cajón lleno de chocolates y dulces de la India. Los comían para regular su nivel de azúcar cuando bajaba de manera precipitada, en lugar de tomar tabletas de glucosa. Pero no era solo eso. A ambos les fascinaba lo dulce y desarrollaron antojos intensos por alimentos azucarados (cabe mencionar que los niveles bajos de glucosa en sangre pueden regularse mejor con algunas combinaciones de alimentos naturales, estrategia que mi papá siguió más tarde).

Quizás, al igual que yo, creciste en una familia en la que la comida alta en carbohidratos era la que más consumían o en la que tu mamá hacía los mejores postres del mundo. Quizá la manera en la que te educaron está muy alejada de la comida natural, integral y saludable que comían tus bisabuelos. Lo cierto es que nuestra preferencia por ciertos alimentos surge de estas tradiciones y también de factores culturales. A diferencia de Estados Unidos, donde el chocolate es el alimento que suele antojarse más, en Japón, las mujeres suelen tener antojos de sushi y arroz, mientras que en México es frecuente que se les antojen los tacos. Pero la influencia de las tradiciones familiares y culturales no termina de explicar el por qué a la gente le da un hambre excesiva y deseo por ciertos alimentos. Es tan solo una pequeña pieza en el rompecabezas del hambre.

Hay una pieza mucho más grande: una gran telaraña de señales sigilosas extendiéndose por tu cerebro, tus intestinos y tu cuerpo que están causando un desastre en tus señales de hambre y que son, en gran medida, responsables de que te dé tanta pinche hambre y por lo cual nada de esto sea tu culpa.

CONOCE A TUS NEURONAS DEL HAMBRE

Las neuronas son las células en tu cerebro y sistema nervioso que transmiten información a otras células nerviosas, musculares y glandulares. Quizá ahora estás pensando: «¿Qué carajo tienen que ver con que sienta tanta hambre?». La respuesta es ¡mucho!

Hay una región en la base del cerebro llamada hipotálamo que tiene una gran influencia en las conductas alimentarias. También hace más cosas: regula la sed, la liberación de varias hormonas, la temperatura corporal, el ritmo cardiaco y la presión sanguínea, por nombrar algunas. El hipotálamo es una de las glándulas maestras del cuerpo (la otra es la hipófisis), y el centro de control que se comunica con el resto del cuerpo.

Los neurocientíficos han delimitado una pequeña área del hipotálamo conocida como el núcleo arqueado. Se trata de un cúmulo de neuronas fascinantes que regulan el hambre y la saciedad: las neuronas de la proteína relacionada con el agutí (AgRP) y las neuronas de la proopiomelanocortina (POMC). Para una discusión informativa y fascinante acerca de estas neuronas y de otras fuerzas celulares implicadas en el hambre, puedes escuchar el pódcast *How our hormones control our hunger, eating and satiety* [Cómo es que nuestras hormonas controlan nuestra hambre, alimentación y saciedad], del doctor Andrew Huberman, profesor de neurobiología y oftalmología en la Escuela de Medicina de la Universidad de Stanford, en www.hubermanlab.com.

Estos dos grupos de células, que de manera colectiva ocupan un área de aproximadamente el tamaño de la cabeza de un alfiler, están organizados en términos funcionales como un sube y baja: cuando las neuronas AGRP están activas, las neuronas POMC no lo están, y viceversa. De este modo, se balancean por medio de la liberación de químicos y moléculas al torrente sanguíneo que actúan como aceleradores o inhibidores del apetito. Cuando las neuronas AGRP están haciendo lo suyo, nos da hambre. Al dispararse, básicamente te dicen «más vale que consigas comida; te estás muriendo de hambre».

Ahora, imagina que estás sentado en tu restaurante favorito, tienes hambre y esperas con ganas a que tu orden llegue a la mesa. El mesero sale de la cocina con una bandeja llena de comida deliciosa recién salida del horno. La expectativa te invade. Pero, ¡oh no! El mesero pasa de largo y llega a otra mesa. Entonces tu hambre empieza a causar estragos, al menos hasta que le des la primera mordida a tu propio platillo.

Lo que sucede es que tus neuronas AGRP se activaron a través de la visión e incluso del aroma de la comida que percibiste. Cuando estas neuronas se estimulan, empieza el show y en cuestión de segundos tu hambre se eleva al cielo.

El grupo opuesto de neuronas, las POMC, fomentan la saciedad y cuando se activan, te sientes agradablemente lleno. Resulta interesante que algunos ratones de laboratorio modificados para no tener neuronas POMC comen como locos y se vuelven más obesos porque nunca reciben la señal de estar llenos. Cuando las neuronas AGRP son eliminadas de los cerebros de los ratones, los animales se vuelven anoréxicos y se mueren de hambre.

Dicho de forma más concreta, conforme te vas llenando, las neuronas POMC eliminan tu deseo de comer mediante la liberación de la hormona estimulante de los melanocitos alfa (α-MSH) de la glándula hipófisis. Aunque no se ha investigado bien, la α-MSH reduce el apetito de forma poderosa y, para ello, cuenta con la ayuda de la leptina, una hormona del hambre liberada por células del tejido adiposo.

Como verás, la α-MSH es increíble, así que obviamente queremos que esté equilibrada, cosa que podemos lograr mediante algunas acciones simples (lee el segmento: «Truco para el hambre: siéntete lleno con más luz solar»).

Otro mecanismo neural relacionado con las señales de hambre y saciedad en el cerebro involucra al nervio vago, el más largo en el cuerpo humano, que va del cerebro al aparato digestivo (intestino delgado, colon y todos los microorganismos dentro de estas estructuras). Es como una larguísima autopista que comunica y conecta tus intestinos con tu cerebro; también se le conoce como el eje intestino-cerebro, y envía señales de hambre y saciedad de un extremo al otro. Alrededor del 90% de esta comunicación va del intestino al cerebro y 10% del cerebro al intestino.

Cuando tu estómago se llena, los receptores que detectan el estiramiento dentro del estómago se comunican con el cerebro mediante el nervio vago para señalar la saciedad. Cuando tu estómago está vacío, los receptores están inactivos.

Con base en esta información, el cerebro decide si debes continuar comiendo o no. De acuerdo con investigaciones en revistas como el *Journal of Neuroendocrinology*, algunos estudios han descubierto que, si el nervio vago está dañado, uno de los resultados puede ser la obesidad, debido a la ausencia de señales de saciedad que envía este nervio que ocasiona que la gente coma demasiado.

Además, el nervio vago también está involucrado en los antojos de comida dulce y chatarra. Hay neuronas en tu estómago que detectan la ingesta de azúcar y las combinaciones de azúcares y grasas —como las que hay en la comida chatarra— y envían mensajes inconscientes al cerebro por medio del nervio vago. Esta transmisión activa la liberación de dopamina, un químico cerebral que incrementa el deseo de comer más azúcar y comida chatarra. De hecho, este deseo puede ser tan fuerte que puede obligarte a que hagas lo imposible para conseguir comida chatarra, como conducir hasta un restaurante de comida rápida a medianoche con tal de satisfacer tu antojo.

TRUCO PARA EL HAMBRE:
siéntete lleno con más luz solar

Los beneficios de una exposición regular a la luz solar son increíbles, ya que mejoran tu estado de ánimo y le ayudan a tu cuerpo a producir vitamina D, la cual protege tu salud, combate la depresión estacional, reduce el estrés y te ayuda a dormir mejor, por mencionar algunos aportes.

Además, voy a añadir otro beneficio: ¡el control del hambre y de la saciedad! Sucede porque la luz ultravioleta del sol activa la α-MSH, pero no aquella luz que se absorbe a través de la piel sino de los ojos. Este increíble fenómeno explica por qué tendemos a comer menos en primavera y verano, así como la razón por la que consumimos más alimentos durante el invierno.

Para la mayoría de nosotros, la exposición a la luz solar es mejor a primera hora de la mañana; de manera ideal durante la primera hora después de que nos levantamos de la cama. Te recomiendo que pases alrededor de media hora exponiendo tus ojos a la luz solar, pero no mires directamente al sol, porque es dañino. Basta con estar fuera por las mañanas, sin usar gorra o lentes de sol, para obtener la exposición suave que necesitas. Salir al exterior es importante: la luz solar a través de una ventana es mucho menos efectiva para el alineamiento circadiano. Así que toma una caminata matutina, corre, o solo siéntate en tu patio o terraza mientras desayunas. No te preocupes si es un día nublado; incluso filtrada por las nubes, la luz solar seguirá ofreciéndote sus beneficios para inhibir el hambre.

HAMBRE, ANTOJOS Y APETITO:
¿cuál es la diferencia?

¿Es un antojo o simplemente es hambre? ¿Qué significa tener un gran apetito? Hay diferencias sutiles entre los tres e involucran diferentes rutas en el cuerpo.

Por definición, el hambre es una función biológica de la necesidad real del cuerpo por alimentarse. Cuando estás hambriento en términos físicos, tu estómago, tu cerebro o los dos te motivan a que comas a través de ciertas señales. Puede que tu estómago ruja, se sienta vacío o hueco, o te den punzadas de hambre. Quizá tu cerebro envíe señales como dolor de cabeza, falta de concentración, irritabilidad o niebla mental. Algunas personas se sienten fatigadas o temblorosas cuando tienen hambre. Y es que el hambre no suele quitarse con el paso del tiempo, sino que se intensifica. También existe un patrón cíclico de las señales del hambre, dependiendo de la hora del día, que por lo general son un recordatorio para comer y nutrir el cuerpo. Solo la comida saciará el hambre y hará que desaparezcan las señales.

Por otro lado, los antojos son deseos fuertes de comida que surgen de manera habitual por un tipo específico de alimento o bebida, como chocolate, algo crujiente o salado, o un platillo que tu mamá solía hacer. A diferencia del hambre, los antojos no son un indicador de que tu cuerpo necesita energía, ni tampoco producen señales de hambre o dan como resultado una debilidad o incomodidad física si no se satisfacen.

Los antojos pueden ser provocados por hormonas, neurotransmisores como la dopamina o la serotonina, emociones, asociaciones y recuerdos. Las mujeres embarazadas suelen experimentar antojos por ciertos tipos de comida; a menudo se atribuyen a los nutrientes que requieren durante el embarazo.

Los aromas también pueden inducir antojos: hueles donas recién hechas mientras pasas por una panadería de camino al trabajo y, por algunos minutos, te sientes atraído por el olor irresistible y empiezas a desear las donas.

El apetito es una cosa distinta al hambre o a los antojos. Más bien, se refiere a un interés o desinterés por la comida y puede anular las señales del hambre o de la saciedad. Cuando la gente se siente estresada o alterada, puede perder el apetito y escoger ignorar las señales del hambre. Otras personas responden al revés: su apetito aumenta bajo estrés o con las emociones negativas, aunque en realidad no tengan hambre. ¿Te ha pasado que en una situación estresante sigues comiendo incluso después de sentirte lleno? Es un ejemplo de tu apetito anulando las señales de tu cuerpo.

QUÍMICOS CEREBRALES Y HAMBRE

El hipotálamo no solo recibe información de las neuronas del hambre, sino que también obtiene retroalimentación de los químicos del cerebro llamados neurotransmisores. Estos envían mensajes entre las neuronas y otras células de tu cuerpo, e influyen en todo, desde tu estado de ánimo hasta en los movimientos involuntarios.

Hay más de cien neurotransmisores en el cuerpo, pero los dos más relacionados con el hambre y el apetito son la serotonina y la dopamina. Estos dos neurotransmisores tienen efectos opuestos: los bajos niveles de dopamina incrementan el hambre, mientras que los altos niveles de serotonina la inhiben. Por ende, mantener el equilibrio entre ambos neurotransmisores es fundamental para recibir señales normales de hambre y reconocer cuando estás lleno.

La dopamina se conoce de manera habitual como la hormona de la recompensa. Se deriva de la tirosina (un aminoácido presente en las proteínas y otros alimentos) y se libera cuando realizas actividades competitivas como deportes o incluso ejercicio, o bien, cuando tienes relaciones sexuales o consumes tu comida favorita.

Sin embargo, demasiada dopamina puede producir conductas adictivas porque es una parte clave del «circuito de recompensa» del cerebro. Así, cuando un comportamiento específico como apostar, beber alcohol o ingerir drogas recreativas bombea mucha dopamina, sientes un «subidón» placentero que quieres volver a experimentar, por lo que repites la conducta. El asunto es que, si sigues repitiendo esta conducta, tu cerebro se reajustará para liberar menos dopamina. La única manera de obtener el mismo incremento que antes es hacer más de lo mismo o hacerlo más seguido. Esto se conoce como abuso de sustancias y conduce a la adicción.

De forma similar, comer azúcares, que están presentes en casi todos los alimentos procesados, libera opioides naturales (también llamados endorfinas) y dopamina en nuestro cuerpo. Por ello, si comes alimentos altos en azúcar de manera consistente, puedes volverte adicto al azúcar.

En un estudio del Connecticut College, un equipo de investigadores demostró que las galletas Oreo activaban el circuito de recompensa en el cerebro de las ratas más que la cocaína (y, al igual que los humanos, las ratas se comieron el relleno primero). Esto condujo a que la prensa publicara que las Oreo son más adictivas que la cocaína, pero, aunque sí había muchas ratas por allí con aumentos de Oreo, es posible que los resultados se hayan exagerado. Sin embargo, no debemos tomar a la ligera el poder del azúcar para atraernos una y otra vez. En resumen, el azúcar activa los receptores de opioides y desencadena la liberación de dopamina, que es una de las razones por las cuales la comida puede volverse adictiva, en particular el azúcar, ya que, en gran medida, es responsable de los antojos.

TRITURADOR DE ANTOJOS:
cómo influenciar la dopamina
de manera positiva

Hay formas en las que puedes balancear la dopamina de tu cuerpo de manera natural para ayudarte a controlar los antojos y controlar tu apetito.

☛ Come alimentos ricos en tirosina, como plátanos, almendras, betabel, manzanas, cerezas, huevos, carne y pescado. ¡Ah!, y ya que estoy hablando de proteína animal, si comes estos alimentos, asegúrate de que no sean carnes procesadas como mortadela, salami, salchichas y carnes frías, entre otros. Estos alimentos contienen un alto nivel de antibióticos, conservadores y pesticidas que se asocian con inflamación, enfermedades cardiovasculares, cáncer, hipertensión y un montón de otras enfermedades. Limítate a las proteínas y carnes orgánicas, libres de hormonas y antibióticos, de libre pastoreo tanto como sea posible.

☛ Limita tu ingesta de azúcar porque altera los niveles normales de dopamina y modifica la química de tu cerebro.

☛ Haz rutinas de ejercicio para equilibrar la dopamina, como ejercicios cardiovasculares o yoga al aire libre, que también son formas efectivas de contrarrestar las adicciones a la comida (comparto más sobre el efecto del ejercicio en las hormonas y los neurotransmisores en el cap. 9).

☛ Relájate y evita el estrés. Toma un baño caliente de vez en cuando, date un masaje y medita para equilibrar tus niveles de dopamina. También es posible que quieras empezar algún programa de manejo del estrés. Doy más información acerca del manejo del estrés en mi página web www.amymd wellness.com/stress.

Por otro lado, la serotonina (también conocida como la hormona de la felicidad) es la que suele llamar la atención. La serotonina
se deriva del triptófano (otro aminoácido). Una gran parte se produce en tus intestinos por las bacterias que habitan ahí. Este neurotransmisor proporciona una sensación de felicidad y bienestar
general, por lo que, si te sientes deprimido, tienes insomnio y baja
autoestima, es probable que necesites un aumento de serotonina.
Además, la serotonina es el inhibidor natural del apetito del
cuerpo, controla los antojos y normaliza tu apetito. Te hace sentir lleno incluso si tu estómago no lo está y, por lo tanto, comes
menos. Por ello, tener altos niveles de serotonina puede reducir
tu ingesta de comida, pero aún no se comprende del todo cómo
ocurre. Una teoría es que la serotonina reduce la liberación de
neuronas AGRP, estimulantes naturales del apetito e incrementa
la liberación de α-MSH, que lo inhibe.

TRITURADOR DE ANTOJOS:
cómo aumentar la serotonina de forma natural

Además de ser muy buena para tu estado de ánimo y bienestar general, la serotonina también es útil para regular tu apetito.
Es posible aumentar nuestros niveles de este neurotransmisor
de forma natural y aquí hay algunas sugerencias:

☞ Come alimentos ricos en triptófano, como huevos, pavo,
lácteos, carnes magras, salmón, piña, tofu, frutos secos y
semillas, mezclados con carbohidratos de calidad como
camote, calabaza de Castilla y quinoa. De hecho, te aconsejo que, si añades carne o alguna otra proteína animal
a tu alimentación, representen solo el 10% de la comida en
tu plato.

- ☛ Los carbohidratos son importantes porque ayudan a transportar el triptófano a través de la barrera hematoencefálica (BHE), una membrana protectora que cubre al cerebro y que impide que las toxinas lleguen a él, al mismo tiempo que deja pasar nutrientes vitales.

- ☛ Aprovecha los alimentos con alto contenido de vitamina B6, importante para la producción de serotonina, como la coliflor, el plátano, el aguacate, los cereales, las semillas y los frutos secos. Esta vitamina tiene que estar presente para convertir el triptófano en serotonina.

- ☛ Haz ejercicio. Cuando te ejercitas, tu cuerpo libera más serotonina.

- ☛ Duerme lo suficiente, porque, si no lo haces, la neurotransmisión óptima de serotonina en tu sistema se alterará.

- ☛ Toma luz solar, lo que te dará suficiente vitamina D para llevar a cabo la síntesis de serotonina.

EL PODER DE LA CCK

El hambre también se ve regulada por las hormonas. La primera hormona del hambre que se descubrió fue la colecistoquinina, que es una palabra muy larga, así que mejor usemos CCK para abreviar. Cuando tus intestinos la liberan en niveles normales, la CCK tiene un poderoso efecto para inhibir el apetito. Suele elevarse con velocidad después de comer, particularmente en respuesta a los ácidos grasos y a las proteínas (aminoácidos).

No cualquier tipo de grasa aumenta la CCK, sino un tipo que de manera colectiva se conoce como grasas poliinsaturadas (PUFAS, por sus siglas en inglés). Las grasas poliinsaturadas son una clasificación de grasas buenas que incluye los ácidos grasos omega-3 y omega-6. En términos químicos, una PUFA tiene dos o más enlaces dobles en la cadena de ácidos grasos mientras que las grasas monoinsaturadas (MUFAS) tiene solo un enlace doble.

La revista *Appetite* reportó que individuos que siguieron una dieta alta en PUFAS durante cinco días tuvieron mayores concentraciones de CCK que individuos que estaban en una dieta alta en MUFAS. De hecho, los investigadores concluyeron que «las MUFAS no produjeron ningún cambio en el apetito». Si comes pescado, que está repleto de ácidos grasos omega-3, estimularás de forma natural tu cuerpo para que libere CCK, con lo que lograrás mitigar tu apetito y lo mantendrás en un nivel saludable. Otro tipo de PUFA que tiene el mismo efecto es el ácido linoleico conjugado (CLA, por sus siglas en inglés) que se encuentra de forma natural en la carne y los lácteos, aunque también está disponible como suplemento alimenticio.

Una estrategia simple que puedes implementar para regular tu hambre y apetito es incluir más PUFAS en tu dieta. Lo mejor de las PUFAS, en mi opinión, son los omega-3. Algunas buenas fuentes de PUFAS son pescado, aceite de pescado (caballa, salmón, sardinas, arenques y anchoas), aceite de hígado de bacalao, linaza, aceite de linaza, chía, cáñamo, camarones, ostiones, caviar y algunas verduras (coliflor, col de Bruselas). Otra gran fuente de PUFAS es el aceite de algas, derivado de algas marinas, que yo prefiero porque es vegano. Un estudio en el *Journal of the American Dietetic Association* descubrió que el aceite de algas tiene el equivalente nutricional del salmón cocido y funciona de la misma manera que el aceite de pescado en nuestro cuerpo.

Por otro lado, incluir proteínas en tus comidas puede proporcionarte aminoácidos, que son una fuente de energía y se usan para construir y reparar tejidos. También ayudan a sintetizar las hormonas que necesitamos para la comunicación a lo largo de nuestro cuerpo, y son los bloques de construcción de muchos de nuestros neurotransmisores más importantes.

Si consumimos aminoácidos en un nivel adecuado, junto con las PUFAS, podemos mitigar nuestro apetito de manera natural. Sin que nos demos cuenta, por medio de la CCK y de otros mecanismos, el intestino le informa al cerebro que comimos la cantidad suficiente de lo que necesitamos y nos indica que ya no tenemos hambre.

Ahora bien, hay un aminoácido en particular que activa directamente la liberación de CCK: la glutamina. Este aminoácido es una parte importante del sistema inmune, ya que provee combustible para los glóbulos blancos que combaten las infecciones y también es una fuente de energía para las células intestinales. La glutamina se encuentra en el queso *cottage*, el huevo, la carne roja, la leche, el tofu, el arroz y el maíz. Prácticamente todas las fuentes de proteína contienen algo de glutamina.

Una vez que se alcanza un umbral de glutamina y otros aminoácidos, junto con las PUFAS, se libera la CCK, misma que limita la actividad de las neuronas AGRP (mencionadas con anterioridad) que impulsan el hambre. Como puedes ver, el control del hambre y el apetito es un baile bien orquestado entre tu cerebro, tus intestinos y tu cuerpo.

EMULSIONANTES:
el enemigo público núm. 1 de la CCK

Cuando lavas tu ropa, viertes un poco de detergente en tu lavadora. El detergente contiene emulsionantes para ayudar a eliminar las manchas mediante una reacción química. Estos cubren la mancha y la eliminan de la tela.

Los fabricantes de alimentos también agregan emulsionantes, particularmente a los alimentos preempaquetados y procesados para hacerlos más suaves y cremosos, y para alargar su vida útil. Piensa en la última vez que hiciste un aderezo casero de aceite de oliva y vinagre; seguramente se empezó a separar antes de que lo pusieras en la mesa. Compáralo con un aderezo italiano cremoso comprado en la tienda que se queda perfectamente mezclado durante meses. La diferencia es que los emulsionantes en el aderezo comprado en la tienda impiden que los ingredientes se separen.

Pero hay un problema: cuando esos emulsionantes llegan a tu estómago, desgajan el recubrimiento de mucosa, ocasionando que las neuronas que inervan a los intestinos se replieguen hacia el interior del tejido intestinal de forma que, aunque estés comiendo, nunca se transmiten las señales de la CCK que ocurren cuando tu cuerpo reconoce que estás comiendo para así anular tu sensación de hambre. Como consecuencia, quieres comer muchos más de estos alimentos procesados de los que deberías porque nunca comienzas a sentirte lleno. Además, cuando los emulsionantes se adhieren a la capa protectora de tus intestinos, causan una constante inflamación de bajo grado y cambian las bacterias intestinales protectoras que ayudan a regular el peso y el nivel de azúcar en la sangre.

Todo esto crea lo que llamamos permeabilidad intestinal aumentada (también conocido en los medios como síndrome del intestino poroso), un padecimiento que tiene impacto no solo en la digestión, sino en la salud en general. Con esta permeabilidad aumentada, tus intestinos empiezan a volverse más laxos y porosos de lo normal, y permiten que algunas partículas de alimentos entren en tu torrente sanguíneo. Debido a que tu sistema inmunitario protege la pared intestinal de manera constante, detecta estas partículas como intrusas y las ataca. Entre los diversos problemas que ocurren con esta permeabilidad intestinal aumentada es que se activan las sensibilidades, intolerancias y alergias alimentarias.

Un remedio para reparar los intestinos es evitar la comida procesada que contiene emulsionantes como mayonesa, mantequilla, aderezos para ensalada, cremas de frutos secos, betunes enlatados, galletas dulces y saladas, salsas cremosas, panes y alimentos horneados. Mira en tu despensa y lee las etiquetas de los ingredientes para evitar comer alimentos que contengan emulsionantes. Algunos de los más comunes son:

Carbonato de calcio

Carboximetilcelulosa

Carragenina

Caseína

Goma de celulosa

CSL (estearoil lactilato de calcio)

Estearoil lactilato de sodio

Esteres de sorbitano (SOE)

Goma guar

Goma arábiga

Goma garrofín

Goma xantana

Lecitina (de soya, girasol y huevo)

Metilcelulosa

Mono y diglicéridos

Monolaurina

PEG (polietilenglicol)

PGM éter (PGME)

Poligliceroles

Polisorbato 80

PPG (polipropilenglicol)

Sal de amonio del glicerol fosfato

Proteína de suero de leche

Tartrato mixto de potasio y sodio

Sobre todo, procura minimizar la cantidad de alimentos procesados en tu dieta. Es prácticamente imposible eliminar todos los emulsionantes porque se han incluido en la mayoría de nuestros alimentos, incluso en los suplementos alimenticios y medicamentos. Yo como emulsionantes, pero trato de limitarlos al igual que limito mis alimentos procesados.

Como sugerencia general, llena tu dieta de alimentos integrales sin procesar tanto como sea posible. Estos reparan tus intestinos y los ayudan a fabricar proteínas adhesivas que sellan los huecos en tu recubrimiento intestinal, lo que impide que microbios dañinos entren al torrente sanguíneo y fomenta la producción de moléculas antiinflamatorias que equilibran tu sistema inmune.

Como parte de mi dieta, como muchos alimentos fermentados: *kimchi*, chucrut, yogur, kéfir (leche búlgara), y otros más porque promueven la salud intestinal (más acerca de esto en el cap. 3). Los planes de comida y las guías nutricionales en este libro te ayudarán con todas estas recomendaciones nutricionales.

OTRAS HORMONAS CLAVE DEL HAMBRE

Hay otras hormonas que mantienen una estrecha relación con el hambre además de la CCK, en particular la leptina y la grelina, que trabajan conjuntamente para inhibir o estimular el hambre y la saciedad para mantener tu peso y energía.

La leptina se conoce de manera principal como la hormona de la saciedad; su principal objetivo es mantener un peso saludable y también te avisa que has comido suficiente después de una comida completa.

Si tienes niveles bajos de leptina, es posible que sientas hambre todo el tiempo. Esto sucede cuando padeces resistencia a la leptina. Aquí te planteo algunas preguntas para saber si tienes resistencia a la leptina:

1. ¿Te cuesta trabajo bajar de peso?
2. ¿Tiendes a acumular peso en la región abdominal?
3. ¿Tienes hambre constantemente?
4. ¿Con frecuencia se te antojan alimentos azucarados?
5. ¿Estás bajo mucho estrés?
6. ¿Te ha dicho tu médico que tienes la presión y los triglicéridos altos?

¿Qué se puede hacer con la resistencia a la leptina? Para revertir este trastorno, tienes que cambiar tu alimentación, así que deshazte de todas las comidas procesadas y come solo alimentos integrales y naturales.

TRUCO PARA EL HAMBRE:
equilibra la leptina

No tienes por qué sufrir un desequilibrio de leptina. Para regular producción normal y prevenir un frenesí alimentario:

☞ Asegúrate de dormir lo suficiente porque tu cuerpo produce leptina mientras duermes.

☞ Come pescado graso un par de veces a la semana como salmón o sardinas, que son ricos en ácidos grasos omega-3, los cuales incrementan los niveles de leptina.

☞ Si eres vegano o vegetariano, complementa tu alimentación con aceite de algas. Trata de elegir uno que aporte al menos

250 mg de EPA y DHA por ración. Aunque lo puedes tomar en cualquier momento del día, recomiendo que lo acompañes con una comida, en particular con una que contenga grasas, porque este macronutriente ayuda a su absorción.

☞ Evita el azúcar ya que obstaculiza la generación de leptina y esa es la razón por la cual te dan ganas de comerte una bolsa entera de m&m's o una caja de donas.

☞ Reduce las grasas saturadas que hacen que tu cuerpo secrete menos leptina. También baja el consumo de carnes rojas altas en grasas, quesos y otros productos de leche entera.

☞ Reduce tu consumo de alcohol. Tomar más de una bebida alcohólica en el caso de mujeres y más de dos en el caso de los hombres puede hacer que bajen los niveles de leptina. Sin mencionar que un consumo más alto puede afectar la parte del cerebro responsable del autocontrol. Con la inhibición disminuida, es posible que consumas más comida que cuando no bebes alcohol. Un punto más acerca del alcohol y el hambre: quizá te ocurra que después de una noche de tomar en exceso, al día siguiente se te antoje algo alto en grasas y carbohidratos, por ejemplo, una hamburguesa con queso doble y tocino. Esta es una señal de que tus hormonas del hambre están fuera de control.

Producida en células especializadas ubicadas en el recubrimiento de tus intestinos y en el páncreas, la grelina envía señales de hambre al cerebro cuando tu estómago está vacío, haciendo que comas y almacenes grasas que luego se convierten en energía. También estimula a las neuronas AGRP, lo que provoca que te den ganas de comer.

La grelina también activa el centro de recompensa del cerebro, razón por la que producimos grelina cuando olemos, probamos o incluso pensamos en comida rica. Piensa en los deliciosos aromas que flotan por la casa cuando tu abuela cocina en Navidad. En este escenario, tu cuerpo empezará a producir grelina como respuesta y no podrás esperar a hincar el diente en el pavo, el relleno o el puré de papas (quizá te dé hambre al leer esto; eso también es la grelina en acción).

Cambiando el tema, ¿alguna vez te has dado cuenta de que te da hambre en determinados momentos del día casi a diario? Se trata de la naturaleza cíclica de las señales de hambre que describí antes. Esto hay que atribuírselo también a la grelina, que se libera a la hora del día que corresponde a tus comidas regulares. Tu estómago empezará a rugir de manera predecible alrededor de la hora normal de tu almuerzo o comida principal. Incluso si desayunaste tarde, tu sistema está tan acostumbrado a sus espacios entre almuerzo y comida que liberará cierta cantidad de grelina anticipando estos horarios habituales. En pocas palabras, la grelina se ajusta a los patrones que te has fijado.

Si bien hay varias hormonas que regulan tu hambre, recuerda que ¡tú siempre tienes la última palabra!

TRUCO PARA EL HAMBRE:
evita los alimentos ultraprocesados para controlar las hormonas del hambre

En un estudio publicado en *Cell Metabolism*, un grupo de individuos que siguió una dieta de alimentos ultraprocesados comió alrededor de 500 calorías más al día y subió de peso, comparado con cuando se limitó a una dieta de alimentos integrales y naturales. Entre los alimentos ultraprocesados están productos como los cereales para desayunar, panqués, pan blanco, yogures azucarados, papas fritas bajas en grasa, alimentos enlatados, carnes procesadas, jugos de fruta y bebidas dietéticas.

Los alimentos integrales son aquellos que permanecen cercanos al estado en el que los encuentras en la naturaleza. Por ejemplo, frutas, verduras, legumbres, frutos secos, semillas y cereales enteros. En esta categoría también entran alimentos de origen animal sin aditivos ni procesamiento.

Investigadores del Instituto Nacional de Salud de Estados Unidos reclutaron a los participantes a quienes se les asignó una dieta de alimentos ultraprocesados durante dos semanas. Los investigadores prepararon todas las comidas y los bocadillos, rastrearon su ingesta de comida y analizaron a detalle los efectos de los alimentos en el peso, la grasa corporal y las hormonas de los participantes.

Ambas dietas contenían cantidades equivalentes de calorías, carbohidratos, grasas y azúcares, y los participantes tenían permitido comer tanto como quisieran. Cuando siguieron la dieta de alimentos procesados, consumieron más calorías y aumentaron alrededor de un kilo en dos semanas. Casi todas las calorías extra provenían de carbohidratos y grasas. En contraste, durante la dieta de alimentos no procesados, consumieron menos calorías y bajaron de peso.

¿Qué estaba ocasionando estos resultados? La respuesta: las hormonas. En la dieta de alimentos no procesados, aumentaron los niveles de la hormona inhibidora del apetito, el péptido YY (PYY) en los participantes, mientras que bajaron los niveles de grelina, la hormona que estimula el hambre. Así que, si quieres controlar tus hormonas del hambre de forma natural, bájale al consumo de alimentos procesados y planea una dieta abundante en alimentos naturales ricos en fibra y nutrientes.

TRUCO PARA EL HAMBRE:
come despacio para sentirte lleno más rápido

Seguramente que te han dicho que, en lugar de devorar tu comida, comas despacio para sentirte lleno. Este consejo es cierto, y es resultado de la interacción entre los diversos factores fisiológicos que he mencionado en este capítulo.

Después de que comes o bebes algo, los receptores que perciben el estiramiento se activan a través del nervio vago y hacen que te empieces a sentir lleno. Mientras la comida parcialmente digerida entra en tu intestino delgado desde tu estómago, alertas hormonales, como las de la CCK, se activan en respuesta a lo que ingeriste. Aquí la leptina empieza a actuar, amplificando las señales de CCK, e indicándole a tu cerebro que estás lleno. La leptina también interactúa con la dopamina para aumentar las sensaciones de placer después de comer. Si comes demasiado rápido, no le das tiempo suficiente a esta conversación hormonal intrincada y bien coordinada para que haga lo suyo. Entonces, come más despacio y date tiempo suficiente para experimentar placer y saciedad.

LA CONEXIÓN ENTRE LA INSULINA, LA GLUCOSA Y EL GLUCAGÓN

Debido a que varios miembros de mi familia han sido diagnosticados con diabetes tipo 2, tengo mucho conocimiento sobre la hormona de la insulina. En este tipo de diabetes, hay un desgaste gradual de los mecanismos que procesan la glucosa en el cuerpo. La glucosa se empieza a acumular a niveles tóxicos en la sangre y el páncreas no puede producir suficiente insulina para procesarla, por lo que no hay suficiente insulina para que las células usen la glucosa como combustible.

Pero en condiciones normales y saludables, la insulina ayuda a las células proporcionándoles glucosa sanguínea para obtener energía. Supongamos que comes una papa. Los carbohidratos en esa papa se descomponen en glucosa, que pasa al torrente sanguíneo. El páncreas detecta la liberación de glucosa y empieza a secretar insulina al torrente sanguíneo para recolectar la glucosa y enviarla a tus células para darles energía.

Demasiada insulina puede crear un trastorno conocido como resistencia a la insulina. ¿Cómo sucede esto? Cuando ingieres alimentos azucarados, tus niveles de insulina se disparan y si comes este tipo de alimentos de manera constante, día tras día, tu páncreas seguirá produciendo demasiada insulina. Imagina este escenario como una madre (insulina) que les grita a sus hijos pequeños (nuestras células) todo el tiempo. Después de un rato, el niño empieza a ignorar los gritos y los receptores celulares no absorben la insulina que deberían, porque se resisten.

La resistencia a la insulina genera muchos problemas preocupantes de salud, como enfermedades cardiovasculares, diabetes tipo 2 y enfermedad de Alzheimer. Correspondiente a nuestro tema, es importante que sepas que la resistencia a la insulina puede aumentar el hambre, hacer que se te antojen alimentos dulces y que comas más de lo que deberías.

Por su parte, la segunda hormona más importante del páncreas, el glucagón, ayuda a la insulina actuando como una fuerza opuesta. Cuando tienes hambre, segregas glucagón, que invita a tus células a liberar glucosa de tu hígado y músculos. Después de que esos depósitos se vacían, el glucagón recurrirá a tu grasa corporal para conseguir energía, por lo que también es una hormona que contribuye a la pérdida de peso.

TRUCO PARA EL HAMBRE:
deja de comer en exceso con un simple truco

Por supuesto que quieres que este sistema de jale y empuje entre la insulina y el glucagón funcione como debería para mantener tus niveles de hambre bajo control. La buena noticia es que es fácil lograrlo siempre que comas tus proteínas, carbohidratos y grasas (los macronutrientes) en un orden específico durante tus comidas.

Déjame darte un ejemplo, ¿con qué frecuencia te ocurre que cuando te sientas en un restaurante te llevan una canasta de pan o una hogaza entera? Es bastante común, ¿no? Bueno, comer carbohidratos justo antes de una comida estimula una gran liberación de glucosa, y con ello, un aumento de dopamina. El efecto hace que quieras consumir más alimentos durante la comida.

El alcohol, por cierto, activa las mismas reacciones fisiológicas porque tiene un alto contenido de azúcar. Sí, sí, ya lo sé, no quieres que te diga esto, pero beberte unos cuantos cocteles mientras saboreas un pan en un restaurante antes de comer tu plato principal ¡estropeará tus señales del hambre de forma significativa!

Si quieres alcanzar la saciedad en tu comida de manera anticipada, te sugiero el siguiente orden de tus alimentos:

1. Verduras fibrosas, como una ensalada o vegetales verdes.
2. Una porción saludable de proteína y grasas de tu comida.
3. Los carbohidratos, como una papa o una porción de arroz.

El orden en el que comes tus alimentos tiene un gran impacto en el hambre y la saciedad porque previenen los aumentos pronunciados en tu nivel de glucosa.

La evidencia de que los antojos, el apetito fuera de control y el hambre no son tu culpa es contundente. Pero además de estos factores fisiológicos que acabamos de discutir, hay muchos más involucrados. Por ahora, comienza a practicar mis trucos para el hambre y los trituradores de antojos, y empezarás a liberarte de las garras de estos problemas. En el siguiente capítulo, revisaremos cómo las emociones y la influencia de la sociedad también son culpables de esto y a veces nos hacen sentir que, no importa cuánto comamos, nunca será suficiente.

2

Los secuestradores
del hambre

Nunca olvidaré la primera plática que tuve con Katie, una odontóloga con un consultorio compartido y madre de cuatro niños. Semana tras semana, batallaba con el hambre y los antojos mientras trataba de deshacerse de los kilos de más. Siempre trataba de seguir una dieta restrictiva baja en carbohidratos. De lunes a miércoles, se apegaba a la dieta, pero para el jueves, Katie estaba agotada, no podía dormir y tenía un antojo intenso de comidas saladas, como papas o galletas. Una vez me contó que un viernes por la noche, para relajarse, fue a un restaurante mexicano con sus amigos. Ahí se tomó una margarita grande y devoró prácticamente toda la canasta de totopos que pusieron en la mesa antes de la comida; pero también me confesó que esa no era la primera vez que se permitía este capricho, sino que este comportamiento al comer se había convertido en un patrón en su vida. Y había más. Cada sábado por la mañana, se levantaba sintiéndose tan avergonzada que iba al supermercado y compraba una bolsa de papas para comérselas debido a la frustración. Luego, el domingo, Katie se deshacía de los carbohidratos y retomaba su dieta.

Mientras esto ocurría, esperaba y rezaba que su familia no se diera cuenta de este ciclo de hacer dieta y luego comer en exceso. Durante una consulta me preguntó: «¿Por qué no puedo controlarlo? Ya me cansé de sentirme culpable e inepta. Estoy harta de este círculo vicioso que sé que es muy destructivo».

Cuando las cosas se ponían difíciles, Katie, como muchas otras mujeres que he atendido, se ponía a comer. ¿Te sientes identificada? ¿Una fecha de entrega cercana en el trabajo? Agarra la bolsa de papas. ¿No se pagó la hipoteca a tiempo? Tengo que buscar los *brownies* ¿Tu hijo adolescente siempre regresa tarde? Pásame esa tercera copa de vino, por favor.

Katie es el perfecto ejemplo de víctima de lo que llamo un secuestrador del hambre. Y hay tres secuestradores principales.

El primero es la alimentación emocional, desencadenada por sensaciones de estrés, ansiedad, enojo, tristeza, soledad o incluso alegría. El segundo es el entorno alimentario moderno. De forma intencional, los productores han diseñado alimentos para que sean ultra apetitosos, incluso usando sustancias adictivas que nos hacen querer comer más, en particular cuando estamos estresados o sintiendo otras emociones intensas. El tercero es la industria de las dietas, que ha creado culpa y otros sentimientos negativos en torno a la comida y a nuestros cuerpos, generando un efecto opuesto al supuestamente deseado: aumento de peso, obesidad y mala salud.

Estos secuestradores del hambre también se entrelazan con los factores fisiológicos de los que hablé en el capítulo anterior y afectan al cerebro de manera profunda, alterando nuestras señales del hambre. Junto con los factores fisiológicos, los secuestradores del hambre son otra razón por la cual tienes tanta pinche hambre y por la que nada de esto es tu culpa.

COMIDA Y EMOCIONES

La alimentación emocional sucede cuando comes para sentirte mejor y evitas experimentar emociones complicadas. Si eres alguien que tiende a la alimentación emocional, es probable que te estreses todavía más al pensar, como Katie, que tienes que arreglar tu problema de alimentación emocional. Las buenas noticias son que este supuesto problema tampoco es tu culpa. Repito: la alimentación emocional no es tu culpa. Sigue leyendo para entender por qué.

Condicionamiento temprano

A muchos de nosotros nos condicionaron desde niños a lidiar con el malestar o las sensaciones de dolor mediante la comida. Cuando los bebés lloran, se les da leche dulce y grasosa para que estén felices de nuevo. Cuando nos caemos y nos raspamos la rodilla, nuestras mamás nos dan helado o una paleta para consolarnos. Cuando visitamos a nuestra abuela, nos prepara nuestros platillos favoritos.

Desde una edad temprana, aprendemos que cuando nos sentimos desanimados o tristes, la comida nos puede hacer sentir mejor. Como adultos queremos regresar a esa sensación de ser arrullados en los brazos de nuestra madre, sentirnos amados, seguros y a salvo. Así que buscamos alimentos que imiten esos deseos bioquímicos tempranos de tener cerca a mamá y otras experiencias de la infancia.

Así, conforme vamos creciendo, nuestros cerebros se confunden como resultado de este condicionamiento temprano y comemos en respuesta a cualquier molestia que ocurra. La comida alivia el dolor emocional.

Trauma

Algunas personas tienen conductas poco saludables relacionadas con la comida para alejar emociones dolorosas y estrés causados por algún trauma: un accidente, abuso emocional o sexual, violencia doméstica, alguna pérdida o tragedia personal, una pandemia o alguna experiencia de guerra. De hecho, las experiencias traumáticas reconfiguran nuestro cerebro, lo que provoca que a veces nos sintamos excesivamente estresados incluso si no hay alguna razón aparente para estarlo. Es más, los estudios demuestran que un trauma puede encoger el hipocampo, la región cerebral que controla el apetito y regula las emociones.

Cuando el trauma continúa afectándonos, el cortisol, la hormona segregada en momentos de estrés, puede inundar el cerebro. El cortisol activa una región llamada amígdala que se encarga de las emociones y del comportamiento emocional (como comer en exceso). Cuando esto pasa, es posible que se libere aún más cortisol. Eso no es nada bueno por varias razones, pero, en relación con lo que nos interesa aquí, el cortisol influye en varias hormonas relacionadas con el hambre y los antojos, como la leptina, la insulina y el neuropéptido Y (NPY). Además, también inhibe la producción de serotonina que ayuda a controlar el hambre, los antojos y el apetito. El resultado final de todo este desastre es que es más probable que abuses de la comida o que comas sin pensarlo.

El efecto de la soledad

Cualquier sensación intensa puede llevarnos a la alimentación emocional, pero la soledad tiene un efecto muy negativo sobre el control del apetito, y hay investigaciones fascinantes que lo demuestran. En la revista *Nature and Neurosciencie*, científicos del MIT reportaron que permanecer en soledad por diez horas seguidas puede producir una actividad cerebral similar a estar sin comer durante la misma cantidad de tiempo. En otras palabras, la gente deseaba tanta interacción social como deseaba comida cuando tenía hambre. De hecho, las neuronas de dopamina en el circuito de recompensa del cerebro se encendían con mayor intensidad cuando las personas veían fotografías tanto de comida como de amigos después de estar privadas de ambos.

Esta investigación subraya la importancia de mantenerse en contacto con otras personas. Si solo un día estando a solas le hace responder a nuestro cerebro como si no hubiéramos comido durante un día entero, esto sugiere que las relaciones cercanas son una necesidad básica que debemos satisfacer.

TRUCO PARA EL HAMBRE:
controla la alimentación emocional

No tienes que estar a merced de la alimentación emocional. Puedes controlar los hábitos alimentarios indeseables y mantenerlos bajo control. Para ayudarte a detener la alimentación emocional, tengo las siguientes sugerencias para ti.

Lleva un diario de alimentos. Creo que ayuda mucho y es muy revelador llevar un diario de tu alimentación. Anota los alimentos que comes, la cantidad, las veces que los comes, cómo te sientes al comerlos y qué tanta hambre tienes. Al paso del tiempo, comenzarás a ver patrones entre tu estado de ánimo y la comida. Cuando te sientas sensible, puedes romper esos patrones recurriendo a actividades sustitutas como ejercitarte, leer o tener un pasatiempo divertido.

Trabaja en tus niveles de estrés. Si el estrés detona en ti una alimentación emocional excesiva, busca alguna técnica de manejo del estrés que te guste; puede ser yoga, meditación, o respiraciones profundas. Esta última es una de mis maneras favoritas de regular los niveles de cortisol. Intenta el siguiente ejercicio: haz tres respiraciones profundas, contando seis para inhalar y seis para exhalar. Notarás cómo te liberas del estrés casi de inmediato.

Elimina las señales de comida. Estas son las señales o recordatorios de nuestro entorno que nos llevan a comer. La idea de que estas señales activan el hambre no es nada nuevo. ¿Te acuerdas de Ivan Pavlov y sus perros? Ya desde 1905, Pavlov condicionó a varios perros para que salivaran (una señal de hambre) cuando escuchaban una campana. Las señales son muy efectivas, pero no son absolutas. Para eliminarlas, comienza mediante la reorganización del entorno en el que vives y trabajas; llena tu cocina de alimentos ricos en nutrientes y aleja los alimentos a los que es difícil resistirse como cosas dulces o saladas; cambia tu ruta diaria para evitar pasar por tu restaurante favorito de hamburguesas. Y, si te sientes enojado o deprimido, posterga ir a hacer las compras hasta que tus emociones estén bajo control. Estas acciones reconfigurarán tu entorno y te ayudarán a alcanzar el éxito.

Mueve tu cuerpo. Puedes aliviar un bajón mental con ejercicio regular. Caminar o correr alrededor de tu colonia o una rutina de yoga rápida pueden ayudar en momentos particularmente delicados.

Fortalece tus conexiones sociales. Sal más seguido con tus amigos y familia siempre que te sea posible. Únete a grupos sociales con los que compartas intereses o vuélvete voluntario en causas en las que interactúes con otras personas. Solo no te aísles; procura estar cerca de la gente que quieres.

Aprende de los resbalones y recaídas. Si tienes un retroceso, no te claves en él; perdónate y comienza de nuevo al día siguiente. Aprende de tus errores y haz un plan para evitarlos la próxima vez. Concéntrate en los cambios positivos que estás haciendo y enorgullécete de los logros que has alcanzado hasta el momento.

EL ENTORNO ALIMENTARIO MODERNO

La industria de los alimentos obtiene más ganancias de la comida procesada que de la que no lo está. Por lo tanto, las empresas diseñan productos alimentarios, desde los ingredientes hasta el empaque, que hacen que la comida active respuestas emocionales y físicas de manera intencional.

Cuando vas de compras para resurtir tu despensa, es abrumador ver las repisas atiborradas de alimentos chatarra y procesados que fomentan los antojos (hablaré sobre esto más abajo). Resulta interesante que solo un puñado de poderosas empresas produce estos alimentos que representan alrededor del 80% de la participación de mercado de los productos de despensa que la gente compra de manera regular en Estados Unidos, de acuerdo con una investigación de *The Guardian* y Food and Water Watch. Estas empresas son Kraft, General Mills, Conagra, Unilever, y Del Monte. Su objetivo es dominar el mercado o, como lo llaman los conocedores de la industria, acaparar acciones del negocio del estómago.

El poder que esgrimen estas grandes empresas de la industria de los alimentos determina en gran medida lo que los dos millones de agricultores en Estados Unidos siembran y cuánto les pagan por ello, así como lo que la gente come y cuánto cuesta nuestra despensa. Uno de los problemas que han ocasionado es que han desaparecido a muchos agricultores locales, a centros alimentarios regionales y a cooperativas de víveres, los cuales suelen producir alimentos más sanos y menos procesados. Pero lo que de verdad me da miedo es que estas empresas han comprado muchas empresas de alimentos orgánicos y naturales.

El mayor problema, sin embargo, es que estos gigantes crean y comercializan alimentos tan seductores, que ansiamos de manera adictiva sus productos maliciosamente desarrollados. Añaden a los alimentos sustancias que estimulan el hambre para hacer que comamos más, manipulan el sabor para que devoremos la comida rápida y procesada, y la empacan y publicitan de tal manera que a los consumidores nos comunica el mensaje de que ciertos alimentos nos harán sentir felices, seguros y amados.

Los alimentos altamente procesados que fabrican estás empresas también elevan los niveles de glucosa de manera precipitada. Y si comemos estos alimentos de manera regular, entonces también hacen que nuestros niveles de glucosa caigan después de haberse disparado, lo que manda nuestros niveles de insulina por un paseo en montaña rusa. En general, estamos comiendo demasiada chatarra y no estamos comiendo suficiente fibra prebiótica y verduras (necesitamos los prebióticos para propiciar el crecimiento de bacterias intestinales benéficas, lo que tiene mucho que ver con el hambre y la saciedad. Más acerca de esto en el cap. 3).

Peor aún, los alimentos altamente procesados engañan a la mente y confunden nuestras señales de hambre. Será posible que esos *hot cakes* o pizza sean deliciosos, pero son bajos en proteína, un nutriente esencial que mantiene estables los niveles de glucosa en nuestra sangre, lo que a su vez ayuda a crear esa sensación de estar lleno por medio de la reducción de los niveles de grelina (la hormona que nos dice qué comamos).

Alteraciones y aditivos en la comida

Algo que es desconocido para muchos de nosotros es que los alimentos que compramos tienen aditivos ocultos en su interior, o bien que han sido alterados de otro modo que, de hecho, nos hacen sentir más hambre, que secuestran nuestro cerebro y hacen que nuestra alimentación emocional se ponga peor. Lo malo es que, si no estás consciente de este problema y no sabes qué buscar, habrá una gran probabilidad de que no sepas qué han añadido a los alimentos que consumes. Sin embargo, si conoces sobre alteraciones y aditivos en la comida y sabes cómo leer las etiquetas, puedes hacerle bien a tu cuerpo. A continuación, una lista de lo que puedes encontrar.

- ◆ **Glutamato monosódico (GMS).** Se añade al 80% de los alimentos con saborizantes. El GMS antagoniza a tu páncreas para que produzca más insulina; una cascada hormonal que te hace sentir hambre. También se ha observado que el GMS impacta de manera negativa a tu hipotálamo, que regula la leptina, tu hormona de «ya me llené». También se ha relacionado con la diabetes y la obesidad e incluso es considerado una excitotoxina, lo que significa que el GMS hace que las células del cerebro se sobreexciten, y empiecen a disparar señales sin control, lo que provoca la muerte celular. Aunque hay controversia alrededor de esto, si encuentras GMS en la etiqueta de algo que estás por comer, es mejor evitarlo.
- ◆ **Harinas refinadas.** La palabra «refinada» en las harinas se refiere a un proceso de modificación en el que se eliminan el salvado y el germen, lo que permite que los productos permanezcan en los estantes por más tiempo. Sin embargo, este proceso también elimina vitaminas, minerales y fibras dietéticas presentes de forma natural.

  Las harinas refinadas, en especial la harina blanca, aumentan las concentraciones de glucosa en sangre con rapidez, lo que eleva tus niveles de insulina para después bajarlos de manera súbita. Esta reacción hace que te vuelva a dar hambre muy rápido. Es por ello que sientes que quieres comer de nuevo poco después de haber comido un *bagel* o una rebanada de pan tostado.
- ◆ **Azúcares refinadas.** El azúcar blanca afecta al cuerpo de una manera similar a las harinas refinadas: aumenta el nivel de azúcar en sangre hasta el cielo y luego hace que se

desplome poco tiempo después, con lo que se intensifican tu deseo de más azúcar. Una vez que empiezas a comerla, puede ser difícil parar, ya que el azúcar también puede hacerte sentir un incremento breve (como el de una droga) y crea una chispa de energía en tu cuerpo debido a la liberación de dopamina que produce.

Una forma particularmente nociva de azúcar refinada es el jarabe de maíz de alta fructosa, presente en refrescos, jugos industriales y otras bebidas, así como en alimentos empaquetados, altera tu metabolismo. Su estructura química está diseñada para hacerte ingerirlo más y más. Algunos estudios han descubierto que este aditivo frena la liberación de leptina, la hormona de «ya me llené».

◆ **Gluten.** Regresemos al pan blanco por un momento. Otra razón que hace que te dé hambre es su contenido de gluten. El gluten es una proteína en el trigo que a menudo está presente en los alimentos procesados. Puede tener un poderoso efecto inflamatorio en algunas personas debido a sus propiedades parecidas al azúcar refinada, además de ser un irritante intestinal.

Si eres intolerante al gluten, quizá experimentes desequilibrios hormonales y deficiencias nutricionales que te hagan sentir insaciable y enfermo al mismo tiempo. El gluten se descompone en sustancias parecidas a los opiáceos llamados gluteomorfina y casomorfina, que actúan sobre los receptores de opiáceos. Si sospechas que tienes una adicción a la comida y que comes a causa de tus emociones, la intolerancia al gluten puede ser una de las razones.

TRITURADOR DE ANTOJOS:
adiós, gluten

Hay una gran controversia acerca de si deberíamos eliminar el gluten por completo. Un buen criterio es evitar productos que contienen gluten durante un mes. Ve qué sucede y cómo te sientes. Observa si tienes más control sobre tu hambre, antojos y alimentación emocional. En mi caso, el gluten era una sensibilidad alimentaria oculta y me siento mejor sin él. De todos modos, los cereales deberían ser solo una pequeña parte de tu alimentación, debido a su bajo valor nutricional.

La ciencia del sabor

En la industria de la comida procesada es una práctica común contratar a científicos para que manipulen las proporciones de sal, azúcares y grasas en los alimentos para optimizar el sabor. Algunos críticos sienten que estas prácticas vuelven adicta a la gente a estos productos, y hay quienes aseguran que esto ocurre casi a la misma escala que la industria del tabaco en su afán por lograr que los fumadores se hicieran adictos a la nicotina. De hecho, muchos de los alimentos que se compran en Estados Unidos son el resultado de proyectos de ingeniería.

Esto tiene que ver con que la ciencia también demostró que los centros de la adicción del cerebro se activan por los alimentos con alto índice glucémico, que provocan que el nivel de azúcar en la sangre aumente con rapidez. Añadir suficiente azúcar para activar estas áreas es una prioridad en los proyectos de ingeniería de alimentos.

¿Y exactamente cómo logran los científicos crear los alimentos que más nos gustan y se nos antojan? Hablé acerca del punto de máxima satisfacción en la introducción, y se refiere a la combinación específica de tres nutrientes: grasas, azúcares y sal. Combinadas, estas tres sustancias estimulan miles de nuestras papilas gustativas y le dicen al cerebro que necesitamos comer más y más de este alimento en particular. Muchos alimentos naturales sin procesar, como la fruta fresca, también contienen estos tres nutrientes, aunque no en la proporción ideal del punto de máxima satisfacción que hace que regresemos por más.

El punto de máxima satisfacción también intensifica la sensación en boca para que la experiencia total de sabor haga que la comida sea irresistible. Por ejemplo, las grasas otorgan una textura uniforme que da una perfecta sensación en boca a comidas como las papas fritas y las galletas saladas.

Dentro de la fórmula del punto de máxima satisfacción, al menos 50% de las calorías de un alimento suelen provenir de las grasas para activar una respuesta de placer al comerlo. La sal disfraza el sabor químico de la comida chatarra y es la especia más barata disponible, y los azúcares estimulan los centros de recompensa y placer en nuestros cerebros.

Así, los fabricantes de alimentos juegan con grasas, azúcares y sal y luego someten a prueba el sabor de sus mezclas hasta que alcanzan el punto de máxima satisfacción y la sensación en boca perfectos para que los consumidores sucumban a sus antojos y coman más de ese producto. Entre más alto sea el nivel de antojo de un alimento, más ventas y ganancias genera.

Un ejemplo fascinante de este tipo de investigación lo podemos encontrar en la fabricación del refresco Dr. Pepper. Al trabajar para idear un nuevo producto, la compañía experimentó con 61 fórmulas y llevó a cabo miles de pruebas de sabor. A lo largo de estas pruebas, los científicos afinaban la receta de manera constante hasta que llegaron al punto de máxima satisfacción. ¿Cuál fue el resultado? El Dr. Pepper de vainilla y cereza, uno de los productos más exitosos de la compañía.

Así que, como puedes ver, las empresas de alimentos están secuestrando nuestros cerebros de manera deliberada con los alimentos que producen. Quieren crear una experiencia de placer intensa para que compres sus productos de manera constante y, en esencia, para que te vuelvas adicto a la combinación específica de sal, azúcares y grasas que hay en ellos. Te están robando tu capacidad para tomar decisiones alimentarias adecuadas con facilidad, porque regresarás a los alimentos que te causaron placer, a pesar de que sepas que hacerlo está mal.

Si nos concientizamos de cómo la industria de los alimentos contribuye al hambre y a los antojos, a la mala salud, a mayor estrés y a los costos altos para el sistema de salud, entonces podremos elegir algo distinto y ser el cambio en nuestra vida, en la de nuestras familias y en la salud de nuestras comunidades.

Publicidad alimentaria

Quiero centrarme en un par de productos ultraprocesados que me molestan de forma particular: las botanas y los cereales empaquetados. Las botanas acarrean grandes ganancias gracias a los más de 10 mil millones de dólares que la industria de alimentos gasta en publicidad cada año. Muchos de estas botanas son alimentos hiperapetitosos que pueden estimular circuitos de recompensa en el cerebro. Estoy hablando de productos que se antojan mucho como las papas fritas, las galletas saladas, el helado, los refrescos y los dulces; todos elaborados para decirle: «¡Cómeme!» al cerebro.

Luego están los trucos publicitarios que suceden dentro de tu tienda favorita. Me considero una compradora hábil e informada que toma decisiones alimentarias con base en su capacitación y preferencias nutricionales. Así que cuando descubrí que las tiendas usan estrategias específicas para influir en lo que gasto, me sentí ofendida e intrigada al mismo tiempo. Este tema se ha investigado de manera extensa con estudios que concluyen que lo que ves es lo que compras, es decir: es más probable que te lleves a casa comida que está en los estantes al nivel de tus ojos, porque mirar hacia arriba, hacia abajo, agacharse o tener que alcanzar cualquier artículo requiere esfuerzo adicional y puede evitar que lo compremos.

Y la publicidad también llega a los niños: ¡pueden sentirse muy atraídos por cereales que tengan personajes de caricatura en sus cajas! Como madre de dos niños, ahora pienso dos veces antes de pasar con ellos por el pasillo de los cereales. ¿No sería increíble si los fabricantes de cereales realmente saludables colocaran un personaje de caricatura en la caja para hacer que su cereal sea más atractivo para los niños?

Contenedores de comida

Comer y beber son experiencias altamente placenteras que involucran apariencia, aroma, textura y sabor de alimentos y bebidas, y la industria de los alimentos lo sabe. Otra cosa que saben es que el color es muy importante en cómo percibimos sus productos. Hay investigaciones que señalan que el color de los empaques tiene un impacto enorme y sutil en relación a cuánto consumimos.

Abre tu alacena y mira el color de tus tazas de café y tus platos. ¿Por qué? Porque creo que las siguientes investigaciones te parecerán reveladoras. Un estudio publicado en 2014 en la revista *Flavour* investigó el efecto del color de las tazas en el gusto de la gente por el café. A los participantes se les sirvió un café idéntico, en tazas de cerámica blanca, azul o de vidrio transparente y luego se les pidió que evaluaran las características del café de cada taza: calidad, aroma, amargura, dulzura y aceptabilidad.

Aquellos participantes que bebieron de la taza blanca describieron el café como más intenso y amargo que quienes lo bebieron de la taza de vidrio, mientras que el café de la taza azul se percibió a la mitad entre los otros dos. Los participantes pensaron que el café que se sirvió en las tazas transparentes y las azules sabía más dulce que el café de las tazas blancas.

Interesante, ¿verdad? Pero entonces, ¿de qué se trata?

Los investigadores teorizaron que «el asunto no es la blancura de las tazas en sí, sino la manera en la que resalta la claridad y viveza del color oscuro del café, que suele asociarse con sabores amargos».

Pero el color del contenedor no solo impacta en la percepción del sabor; también puede afectar cuánta comida ingerimos. En un estudio publicado en *Appetite*, se sirvió a los participantes la misma cantidad de palomitas y trocitos de chocolate, en platos rojos, azules o blancos. Los investigadores observaron que los participantes ingerían menos palomitas y chocolate cuando comían de platos rojos.

Sin embargo, si la comida era roja y el plato también, los hábitos de consumo podrían ser diferentes. Publicado en *The Nutrition Journal*, un estudio descubrió que los sujetos de prueba en un bufet se sirvieron 22% más pasta con salsa *marinara* cuando usaban platos rojos en lugar de platos blancos.

Así que la siguiente vez que estés en tu sillón, bebiendo de una taza azul o comiendo dulces rojos de un tazón rojo, con tu mano dentro de una bolsa vacía de papas fritas, ¡culpa a la industria de los alimentos!

La industria de las dietas

Casi 45 millones de nosotros hacemos dieta cada año, y en conjunto gastamos 33 mil millones de dólares por año en productos para bajar de peso, de acuerdo con el Boston Medical Center y reportado en el American Council of Science and Health. Aun así, casi dos tercios de estadounidenses tienen sobrepeso u obesidad.

Una de las razones es la industria de las dietas, que genera más ganancias cuando la gente sube, y conserva, un peso excesivo. Como lo comenté en la introducción, no se hace dinero en una sociedad donde todos mantienen un peso estable y saludable.

La industria de las dietas nos ha secuestrado y saboteado de distintas maneras. Por ejemplo, nos ha...

◆ enseñado a negar y desestimar nuestras señales de hambre y, en vez de eso, depender de una lista de alimentos para saber qué comer, cuándo y en qué proporciones.

◆ dicho que el hambre es mala. El hambre es una mensajera importante y matar al mensajero no borra el mensaje de que es hora de comer; algo fundamental para permanecer vivos.

◆ metido la idea de que podemos controlar nuestra hambre con disciplina y fuerza de voluntad (¡FALSO!).

◆ inculcado la culpa y otros sentimientos negativos alrededor de la comida y nuestros cuerpos.

Uno de los problemas más grandes de las dietas en relación con el hambre es que la mayoría de las dietas nos presionan para restringir muchos alimentos, calorías y, a veces, grupos enteros de alimentos, como los carbohidratos. Pero, si no recibes suficientes calorías, tu cerebro libera el neuropéptido Y (NPY), una hormona que te hace desear carbohidratos. En esencia, esta respuesta es un mecanismo innato de supervivencia que se activa para asegurarse de que obtengas todo el combustible necesario para realizar cosas.

Además, si has hecho dietas y restringido alimentos que te dan placer —*pizza*, galletas o tu helado favorito— no solo estarás más predispuesto a comer esos alimentos, en especial después de un día estresante en el trabajo, sino que también tendrás mayor predisposición a comerlos en exceso.

Hay estudios que revelan que los circuitos de recompensa en tu cerebro se encienden con más intensidad en respuesta a alimentos que antes estuvieron prohibidos. ¿Recuerdas ese helado que ocultaste en el fondo de tu congelador? Es probable que comas más si lo restringes, que si te permites algunas cucharadas de vez en cuando y con moderación.

Además, a través de las redes sociales, revistas de celebridades y algunos programas de TV, a la industria de las dietas, le gusta hablar del peso y de los problemas alimentarios en términos morales, como «Hoy me he portado bien y no me comí ese *muffin* en el trabajo». Pero si alguien se siente culpable y avergonzado cuando come algo que disfruta y como consecuencia, se priva de su comida favorita, resulta evidente que se sentirá mal, y ¿qué es lo que hace alguien que suele comerse sus emociones cuando se siente mal? Comer, por supuesto.

La industria de las dietas nos bombardea con imágenes y comparaciones que promueven una percepción corporal negativa si no cumplimos con sus estándares. La publicidad está diseñada para hacerte creer que necesitas los productos de la industria de las dietas para verte bien, pero lo que en realidad necesitas es compasión por ti misma además de amarte y aceptarte.

Las industrias de la comida y las dietas han secuestrado nuestras papilas gustativas y la química de nuestro cerebro, y han hecho que sea más fácil recurrir a la comida para apaciguar nuestras emociones. Pero en mi programa de 5 pasos, te mostraré las claves para liberarte de los antojos y dejar de tener tanta pinche hambre todo el tiempo (más tarde, puedes usar estas herramientas y aplicarlas a otras áreas de tu vida).

Esto es justo lo que ocurrió con Katie. Era claro que ella era una víctima de los secuestradores del hambre, y que todas sus señales de hambre estaban alteradas. La inicié en mi plan y la motivé a incorporar tantos de mis trucos para el hambre y trituradores de antojos como pudiera. Después de solo un mes, Katie regresó, emocionada a contarme su progreso: «Ha sido increíble, se me antojan comidas saladas con mucha menor frecuencia y no tengo deseo de comer a causa de mis emociones. Estoy de mejor humor y menos estresada. Los alimentos saludables que ahora como me llenan de forma natural y me siento de maravilla».

Con Katie, podemos ver cómo es que las influencias ocultas, (en el funcionamiento del cuerpo y el cerebro, y cómo nos manipulan fuerzas externas), reestructuran todas nuestras rutas de hambre y apetito. Del mismo modo en que mi plan ayudó a Katie, la buena noticia es que también te puede ayudar a ti a normalizar estas vías para tener tu hambre y antojos bajo control de forma natural y sin esfuerzo.

Hay una última pieza en el rompecabezas del hambre de la que quiero hablarte, los psicobióticos, que explican mucho de por qué no puedes comer solo una de esas papas. Hacia allá nos dirigimos a continuación.

3

El poder de los psicobióticos

Durante nuestra videollamada, Robert me contó sus vergonzosos e incómodos síntomas. «Justo después de que como, me inflo como un globo», me dijo el contador de 42 años mientras enumeraba sus molestias. «Luego aparece una horrible sensación de acumulación de gases. Tengo suerte si el gas termina en un eructo, pero la mayoría de las veces sale por un lado distinto, si sabes a lo que me refiero».

Claro que lo entendía. Millones de personas batallan de manera habitual con molestias después de comer, lo que incluye hinchazón, gases, dolor abdominal o diarrea. Después de que la comida, en especial los carbohidratos procesados, entra por el intestino delgado casi sin digerir, se desplaza hacia el colon. Ahí, las bacterias comienzan a desmantelar las partículas de comida no digerida, en un proceso que provoca gases debido a la fermentación.

Para los médicos, la causa de los problemas estomacales como los de Robert puede ser difícil de determinar. Pueden surgir de un gran número de trastornos preexistentes y que cada vez son más comunes. La mayoría de los problemas llevan a un diagnóstico por exclusión, lo que significa que caen en la vaga categoría de las enfermedades que restan cuando se descartan otras posibilidades.

Pero todo lo que Robert me estaba diciendo —inflamación y gases después de la comida— me provocó la fuerte corazonada de que estaba sufriendo de un aumento de bacterias intestinales nocivas, un padecimiento que se conoce como disbiosis. Algunas veces, estos síntomas pueden ser normales, pero no si los sientes todos los días, como era el caso de Robert: su aparato digestivo estaba intentando comunicarse con él y lo estaba logrando. A pesar de estar de buen humor de manera habitual, Robert estaba realmente desesperado. En un momento de seriedad inusual, me confesó: «Intentaré lo que sea».

Robert había sido paciente mío durante algún tiempo, por lo que yo sabía que el tratamiento, que en gran medida implicaría cambios en su alimentación, iba a ser todo un reto. Él tenía antojos intensos de azúcar y no podía resistirse a los postres, en especial como respuesta a la presión por su trabajo estresante. De igual forma, su consumo frecuente de postres era una de las razones por las que le costaba trabajo bajar de peso. Le expliqué que algunas bacterias proliferan con el azúcar, y que demasiada azúcar puede provocar un desequilibrio en el tracto digestivo y llevar a diferentes problemas intestinales.

Numerosos estudios revelan que los microbios de nuestro intestino ejercen una gran influencia en nuestra salud, desde los padecimientos autoinmunes, hasta alergias y obesidad. Y la alimentación es la principal razón de que ocurra esto.

Con pacientes como Robert, siempre enfatizo los efectos dañinos para la salud de la dieta occidental estándar, que es particularmente baja en fibra que nutre a los microbios del intestino. En realidad, nuestros cuerpos no han evolucionado para manejar este tipo de alimentación. Las comidas llenas de alimentos procesados generan un incremento marcado en el azúcar en sangre que, con el tiempo, puede causar diabetes y otras enfermedades crónicas. Comer menos alimentos naturales, ricos en fibra y privilegiar carbohidratos refinados y altos en azúcar ocasiona el declive de microbios saludables y la proliferación de bacterias nocivas que nos enferman de formas distintas.

Trabajé con Robert para cambiar su dieta de manera gradual, para monitorearla de manera estricta y para lograr que dejara el azúcar y los alimentos procesados. Empezó a añadir más verduras a todas sus comidas, a comer más alimentos fermentados y a consumir otros nutrientes conocidos por ayudar a reducir los antojos. Todo esto le ayudó de manera importante; se sentía mejor e incluso perdió 11 kg en solo tres meses. «En cierto modo, soy una persona diferente ahora», me dijo al recordar los síntomas que antes dominaban su vida. Ahora está convencido de que, con tan solo cambiar su alimentación, encontró la cura para sus males.

La conexión entre la salud intestinal y el bienestar general se ha demostrado una y otra vez; por lo que les aconsejo a mis pacientes que se lo tomen en serio, sobre todo si tienen problemas con antojos y sienten hambre todo el tiempo. Si eres como Robert y muchas otras personas, la lucha por resistirte a los alimentos ricos en azúcares, grasas o sal (o todas las anteriores) forma parte de tu vida cotidiana y puede parecer que estos patrones alimentarios son difíciles de cambiar. Sin duda, no ayuda que nos digan que es un problema de autocontrol o falta de fuerza de voluntad; por supuesto, son tonterías, como ya mencioné antes.

Ya sabes que hay neuronas, sustancias químicas cerebrales, hormonas y otros factores fisiológicos implicados en el hambre, los antojos y el apetito. Las emociones también intervienen, junto con algunas otras cosas que nos hacen sentir hambre: el aroma, la vista de la comida, leer o pensar en ella, e incluso los buenos recuerdos de comida deliciosa. También lo hacen factores que parecen no estar relacionados: el sillón donde siempre ves la tele mientras devoras unas palomitas con mantequilla, un acontecimiento social como una cena de Navidad o un viaje a tu centro comercial favorito.

Añade el hecho de que la industria de los alimentos y la de las dietas conspiran contra nosotros para activar nuestros sistemas de control del hambre y aumentar nuestro apetito con alimentos sabrosos que son relativamente baratos y llenos de azúcares, calorías vacías y grasas.

Antes de pasar a mi plan de 5 pasos, revisemos otra razón por la que el hambre y los antojos no son tu culpa: tu microbioma, el ecosistema de todos los microbios, bacterias, hongos, virus, y sus genes, que habitan de forma natural en nuestro interior.

Uno de los conceptos más importantes que ha surgido a partir del estudio de la salud del microbioma se refiere a los psicobióticos. Este término describe de manera colectiva a los organismos vivos que, cuando se ingieren en las cantidades adecuadas, producen un beneficio para la salud mental, el estado de ánimo, el comportamiento (incluido el comportamiento alimentario) y el apetito. Para comprender mejor a los psicobióticos en términos del comportamiento alimentario, primero echemos un vistazo a lo que ocurre dentro del intestino.

REACCIONES VISCERALES

Cuando estamos en el vientre materno, no hay un solo microbio en nuestro intestino en desarrollo, pero al momento en que pasamos por el canal de parto de nuestra madre, empezamos a crear colonias enteras de bacterias. Para cuando podemos gatear, ya hay cien billones o más de microbios en nuestros pequeños intestinos. Los recogemos prácticamente de todas partes: de los alimentos que comemos, del contacto con otras personas, de los muebles, la ropa, los coches, nuestras casas y otros edificios, de la tierra, de los animales domésticos e incluso del aire que respiramos.

Los microbios se instalan en el intestino y en la boca, en toda la piel y en el revestimiento de la garganta. Hasta diez mil especies bacterianas habitan en nuestro cuerpo, superando en número a nuestras propias células en una proporción de diez a uno, y pesan, en conjunto, poco más de 1 kg, lo mismo que nuestro cerebro. Además, estas bacterias desempeñan un papel crucial en nuestra salud.

Algunas son bacterias buenas; otras, malas. Tal vez esto sea una sorpresa, porque de manera típica representamos a las bacterias como villanos que tratan de enfermarnos y que combatimos con antibióticos y productos antibacteriales como gel para manos, toallitas húmedas y jabones, todos diseñados para mantener a raya a estas criaturas del demonio. Sí, los antibióticos han salvado incontables vidas, pero es muy importante no perder de vista el hecho de que su uso excesivo puede aniquilar a las bacterias buenas además de las malas y que, sin la mayoría de las buenas, no sobreviviríamos.

La gran mayoría de los microbios del cuerpo viven en nuestros intestinos, y ahí es donde surgen los problemas en relación con el hambre, los antojos, y el apetito. Es por eso que mantener tus intestinos en una condición saludable puede hacer que dejes de tener tanta pinche hambre siempre.

Desde hace algún tiempo sabemos que las bacterias benéficas son necesarias para mantener nuestra salud, pero ¿exactamente qué es lo que hacen por nosotros? Su función principal es consumir ciertos tipos de carbohidratos y otros nutrientes que llegan al intestino. Este proceso produce ácidos grasos de cadena corta (acetato, butirato y propionato, algunas veces llamados posbióticos) que nuestro cuerpo usa como energía y para otras funciones importantes.

Los microbios patrullan nuestros intestinos para prevenir infecciones y nos ayuda a formar y a fortalecer nuestro sistema inmunitario y a digerir alimentos. Algunos estudios recientes han descubierto que las bacterias buenas pueden incluso modificar nuestra química cerebral, afectando nuestro estado de ánimo y comportamiento.

Estas bacterias benéficas también producen vitaminas, incluyendo vitaminas B que son buenas para la energía, como B12, tiamina y riboflavina; también vitamina K2, necesaria para una coagulación sanguínea normal. Algunas bacterias regulan tu metabolismo, que te dice cuándo tienes hambre, cuándo estás lleno o cuándo necesitas un bocadillo a mediodía.

Hay otros compuestos vitales que también producen estas bacterias buenas, como la serotonina, el neurotransmisor de sentirse bien que está involucrado en el control del hambre y antojos. Entre un 80 y 90% de la serotonina se sintetiza en el microbioma, así como casi el 50% de la dopamina. Nuestro microbioma intestinal también sintetiza hormonas, incluyendo la melatonina, la hormona promotora del sueño.

Mientras las bacterias benéficas superen a las malas, tendrás niveles altos de energía, un tracto digestivo saludable, un sistema inmunitario fuerte y una mente clara y concentrada, así como señales de hambre normales y menos antojos.

LOS JUEGOS DEL HAMBRE

¿Eres un atleta o tienes hijos que practiquen algún deporte? Pues bien, los microbios del intestino son muy parecidos a los deportistas que participan en equipo. Sus vidas están estructuradas como un juego en el que los participantes compiten por los diversos recursos disponibles. En el caso de los microbios del intestino, los recursos son nutrientes y espacio. Entre más diverso sea el equipo de microbios, mayor éxito tendrán al acceder a estos recursos, justo como un equipo de jugadores con el mejor y más diverso rango de habilidades atléticas. En esencia, todos los días ocurre un juego de estrellas en tu aparato digestivo en el que diferentes especies de bacterias compiten por los nutrientes y territorios disponibles. Esta es una de las razones por la que un microbioma con gran diversidad es saludable, porque asegura que no haya espacio para las bacterias patógenas.

Sin embargo, esta diversidad está en peligro constante debido a nuestra cultura, alimentación, y estilo de vida occidentales, que han provocado una disminución en la maravillosa composición de nuestro microbioma. Los azúcares añadidos, los alimentos procesados, la mala calidad de sueño e incluso el estrés crónico pueden arruinar el intestino. Estudios recientes han demostrado que existe una relación entre la disminución del contenido bacteriano del microbioma y del aumento de la obesidad. De manera interesante, la gente con obesidad suele tener menos diversidad microbiana que aquellas que mantienen un peso saludable. Esto podría explicar en parte por qué muchas personas que tienen sobrepeso batallan con los antojos (una baja diversidad intestinal contribuye a los antojos, ver «Truco para el hambre: diversifica tus microbios en un solo paso» más adelante). Ahora, los científicos especulan que un desequilibrio en los microbios intestinales puede ser un obstáculo importante para bajar de peso.

Una diversidad bacteriana menguante también puede llevar a un incremento de enfermedades autoinmunes, enfermedades gastrointestinales, y otras afecciones que se aprecian en países como Estados Unidos, en donde la alimentación es alta en azúcares y grasa, y baja en consumo de fibra.

En contraste, entre más tipos de bacterias tengas, más sano serás. Por ende, necesitamos una población sana y diversa de bacterias para mantener a nuestros cuerpos funcionando de manera óptima. Aprenderás cómo lograrlo cuando lleguemos a mi plan de 5 pasos.

A las bacterias tampoco les gustan los deportes individuales. No les gusta estar solas y necesitan saber que no lo están. Como los humanos, necesitan hablarse entre sí, socializar e interactuar con otras bacterias. Para hacerlo, utilizan un mecanismo llamado percepción de quórum, que implica moléculas especiales para emitir señales y comunicarse con otras bacterias. Un quórum se refiere al número de bacterias adicionales que se encuentran en un área circundante; así, mediante la percepción de quórum, las bacterias saben exactamente cuántas más hay en su vecindario.

Los científicos están aprendiendo cada vez más acerca de cómo la percepción de quórum puede ser una de las maneras en la que los microbios coordinan su conducta para manipular nuestros hábitos alimentarios y así mejorar su provisión de nutrientes.

TRUCO PARA EL HAMBRE:
diversifica tus microbios en un solo paso

Un aspecto importante de los psicobióticos es la adición de probióticos, bacterias benéficas que proveen una gran cantidad de nutrientes y fitoquímicos a tu alimentación ya que pueden regular tu ingesta de alimentos, diversificar tu microbioma e incluso ayudarte a perder algunos kilogramos.

Publicado en el *American Journal of Clinical Nutrition*, un estudio acerca del yogur mostró que tuvo el máximo impacto en la baja de peso después de que los investigadores monitorearon la alimentación y salud de 120 000 enfermeras a lo largo de un lapso de 12 a 20 años. El yogur es un alimento fermentado y una buena fuente de probióticos.

Pero tengo que hacerte una advertencia: en años recientes, hay una tendencia de la industria de alimentos de añadir probióticos a todo tipo de productos, desde jugos hasta barras energéticas. Al final de cuentas, la mayoría no son efectivos y, por lo tanto, son una pérdida de dinero. De hecho, es casi imposible saber qué estás comprando cuando adquieres un producto con supuestos probióticos añadidos.

Para mejores resultados, aprovecha los beneficios de los probióticos bebiendo *kombucha*, kéfir de coco u otros alimentos fermentados, o comiendo yogur natural al que no le hayan añadido probióticos. En lo que se refiere al yogur, el griego es relativamente alto en probióticos naturales (pero ten cuidado; la mayoría del yogur procesado en el mercado no contiene probióticos; tienes que leer las etiquetas).

LOS MICROBIOS INTESTINALES SON QUISQUILLOSOS AL COMER

Tal como a ti, a los diferentes microbios les gusta comer distintos tipos de alimentos y, aunque muchos microbios pueden prosperar con una gran variedad de nutrientes, la mayoría prefiere un tipo de alimento sobre otro.

Por ejemplo, a las *Bacteroidetes* les gustan las grasas; a las *Prevotella*, los carbohidratos; y a las *Bifidobacterium* les encanta la fibra. Otros microorganismos intestinales son muy selectivos y se alimentan únicamente de un solo nutriente. Algunos microbios, como el *Akkermansia muciniphila*, no dependen de fuentes de alimento en absoluto, sino que prefieren los carbohidratos secretados por la capa mucosa de tu revestimiento intestinal. Esta preferencia es un mecanismo de supervivencia: el intestino humano evolucionó para producir alimentos para las bacterias intestinales beneficiosas, lo que asegura que puedan prosperar y sobrevivir incluso durante ayunos prolongados. Sin esta fuerte y defensiva barrera de mucosa y de bacterias amigables, el cuerpo humano sería altamente susceptible a enfermedades infecciosas.

¿Se te ocurre qué les gusta comer a las bacterias que promueven enfermedades? Adivinaste: ¡azúcar! Cuando consumimos una dieta alta en azúcares refinadas y añadidas, las bacterias indeseables prosperan y comienzan a crecer sin control, mientras que nuestras bacterias benéficas disminuyen en número y diversidad. Así, debido a que la dieta occidental está cargada de azúcares añadidas, la escasa diversidad intestinal es un gran riesgo para la salud de muchas personas.

¿TIENES ANTOJOS?
¡CULPA A TUS INTESTINOS!

Cuando te sientes abrumado por los antojos de comida, la causa puede tener mucho que ver con tus bacterias intestinales. Un estudio fascinante de la Universidad de California en San Francisco, revisó docenas de estudios sobre el microbioma humano y descubrió que éste puede determinar los tipos de alimentos que se te antojan.

Pero ¿cómo es posible que estos pequeños seres invisibles te impulsen a que comas dulces, papas fritas u otros alimentos? Según los investigadores, lo hacen aprovechando las vías nerviosas que conectan tus intestinos con tu cerebro y diciéndole a tu cerebro qué se le debe antojar. También pueden manipular tus receptores del gusto para hacer que algunos alimentos sean más atractivos que otros. En otras palabras, los microbios están trabajando tras bambalinas para provocar tus antojos. Los microbios en cuestión son los que aman el azúcar y se alimentan de ella, por lo que hacen todo lo posible para obligarte a comer alimentos azucarados. Si te rindes, tus antojos de cosas dulces solo se intensificarán.

Existen muchos tipos diferentes de cepas bacterianas en tus intestinos y los científicos aún están investigando cómo cada una afecta al hambre y a los antojos. Pero por ahora, el mensaje principal de las investigaciones actuales es que, si consumes mucha comida chatarra, este hábito fomenta el crecimiento de microbios que desean comida chatarra en tus intestinos. Entre menos los alimentes, menos antojo de comida chatarra tendrás.

Quiero añadir algo: el éxito, la felicidad e incluso la negatividad son contagiosos; otras personas nos lo pueden pegar. Pero ¿sabías que los antojos y las preferencias alimentarias también pueden ser contagiosos? Cuando los científicos empezaron a investigar las conductas alimentarias inducidas por bacterias descubrieron que los microbios fecales y orales eran más parecidos entre familiares que vivían juntos, comparados con individuos que no cohabitaban. Si los familiares que viven en tu casa tienen microbios a los que se les antojan algunos alimentos, es probable que a ti también se te antojen porque tendrás los mismos microbios. En otras palabras, los antojos se contagian de la misma manera que la gripa.

La buena noticia es que, si estructuras tu alimentación con base en los alimentos nutritivos que prefieren las bacterias que prosperan con alimentos más sanos, expulsarás a los microbios que están haciendo que se te antojen los alimentos procesados.

TRITURADOR DE ANTOJOS:
hazte amigo de los amantes de la comida saludable

Nos vemos influidos por los hábitos alimentarios de otras personas, incluso por las bacterias microscópicas en sus intestinos. Si te rodeas o vives con personas que tienen hábitos saludables, es posible que cambies la salud de tu microbioma.

¡Así que puedes evitar tener un intestino poco saludable por asociación! Comienza a cocinar comidas saludables para toda la familia. Las recetas y los planes de comidas en este libro te ayudarán a empezar. También amplía tu círculo de amistades para incluir a personas que estén interesadas en comer bien.

POR QUÉ PODRÍAS SER UN CHOCOHÓLICO

Como un poco de chocolate prácticamente todos los días, en particular de la variedad oscura rica en antioxidantes. ¡Es tan delicioso que pienso que debería tener su propio grupo alimentario! Quizá tú también seas un amante autoproclamado del chocolate. Sin embargo, los científicos han descubierto que tu antojo de chocolate podría ni siquiera ser tuyo, sino de tus bacterias intestinales: los chocohólicos tienen bacterias diferentes en sus estómagos en comparación con las personas a las que no se les antoja el chocolate.

En un estudio publicado en el *Journal of Proteome Research* se investigó a 22 hombres, de los cuales 11 se clasificaron como indiferentes al chocolate y otros 11 como deseosos de chocolate (amantes del chocolate, en otras palabras). Los investigadores analizaron la sangre y orina de los hombres en busca de subproductos y descubrieron que los perfiles metabólicos de los dos grupos eran diferentes. Uno de los hallazgos más interesantes fue que las muestras de orina mostraban flora intestinal diferente en los dos grupos. Uno de esos tipos de flora se alimentaba del chocolate. Lo que significa que, si eres un chocohólico, es probable que estés programado para amar el chocolate con base en la actividad y constitución de tus bacterias intestinales.

Sin embargo, esto no es malo necesariamente. Los científicos han estudiado los beneficios del chocolate oscuro durante años, y sus ventajas para la salud son excelentes. Desde mejorar la salud de tu corazón y fomentar una mejor circulación hasta incrementar la sensibilidad a la insulina, el chocolate oscuro, con moderación, tiene un cv impresionante.

Pero uno de los aspectos más destacados del chocolate oscuro, y posiblemente la razón detrás de sus atributos positivos, es que puede nutrir a tus bacterias intestinales benéficas. En un estudio publicado en *Nutrients*, los participantes que consumieron cacao, que es rico en antioxidantes durante cuatro semanas, experimentaron un aumento significativo en las poblaciones de las estrellas de rock del intestino: las *Bifidobacteria* y los *Lactobacillus*. Además, las bacterias benéficas pueden fermentar el chocolate oscuro y producir ácidos grasos de cadena corta para combatir a las bacterias dañinas, y reforzar el revestimiento intestinal contra invasores. No obstante, no se necesita mucho chocolate oscuro para obtener estos beneficios. Disfrútalo con moderación; un par de cuadritos pequeños o algunos gramos tres o cuatro veces a la semana.

TRITURADOR DE ANTOJOS:
cómo controlar los antojos durante el embarazo

Pepinillos con helado. Cebollas con mostaza. Un poco de queso crema aderezado con cátsup. Aunque estas combinaciones puedan causarte repulsión, si estás embarazada, pueden parecerte un manjar celestial.

Pero ¿qué hay detrás de estos deseos incontrolables durante el embarazo? ¿Pueden ser perjudiciales? Los estudios han descubierto que los antojos durante el embarazo surgen a causa de las fluctuaciones hormonales que alteran tu sentido del olfato y gusto, lo que hace que se vuelvan locos, creando deseo por sabores, texturas y combinaciones que en ocasiones pueden parecer extrañas.

Otra razón para los antojos extraños podría estar relacionada con los nutrientes que tu cuerpo necesita. Por ejemplo, que se te antoje un tazón de helado de chocolate, podría significar que tu cuerpo desea calcio, presente en el helado. El proceso de desarrollar una vida nueva dentro del vientre también aumenta tus requerimientos de energía para que el cuerpo pueda proveer el combustible adecuado para el crecimiento del feto.

Un mayor número de calorías incrementa el flujo sanguíneo y ayuda al desarrollo del feto.

Por último, algunos expertos piensan que los antojos durante el embarazo son un deseo normal de comida reconfortante debido a que tu cuerpo se está ajustando a un estrés físico único.

Además, es posible que te sientas más hambrienta (y sedienta) durante la lactancia porque le exige demasiado a tu cuerpo. Una persona embarazada requiere aproximadamente 300 calorías adicionales al día, mientras que alguien que está amamantando necesita entre 500 y 1000 calorías adicionales diarias.

Como médica, mi preocupación más grande es asegurarme de que los antojos durante el embarazo y la lactancia no sustituyan una buena nutrición. En otras palabras, no te llenes con los alimentos que se te antojan y descuides los alimentos nutritivos que tu cuerpo y tu bebé realmente necesitan.

Quizá tus antojos continúen hasta el tercer trimestre, así que, por ahora, ¿cuál es la mejor manera de manejarlos?

☛ Abastécete con opciones de bocadillos saludables, tales como chocolate oscuro, frutas, frutos secos y yogur griego.

☛ Durante el embarazo, evita alimentos que no sean saludables: huevos crudos o mal cocidos, alcohol, pescado con altos niveles de mercurio (caballa real, atún blanco, tiburón, pez espada, cobia, por mencionar algunos) mariscos ahumados refrigerados y productos lácteos sin pasteurizar.

☛ Intenta comer algo con pocas horas de diferencia. Esto ayudará a estabilizar los niveles de azúcar en tu sangre y a reducir los antojos antes de que te sorprendan.

☛ Mantente hidratada (tu necesidad de líquidos es más alta), ten en cuenta que el hambre a menudo se disfraza de sed.

☛ Para enfatizar lo que dije antes: concéntrate en una alimentación saludable durante tu embarazo. No obstante, es

totalmente aceptable darte un gusto de vez en cuando sa-
tisfaciendo algunos antojos comunes, como el helado.

☞ Visita www.amumdwellness.com/pregnancycravingcheatsheet
para tener acceso a una herramienta que te ayudará a disminuir tus antojos durante el embarazo.

En resumen, no hay que preocuparse por tus antojos extraños
y maravillosos. A la mayoría de las futuras madres y madres
primerizas se les antoja uno que otro alimento durante el embarazo y después de dar a luz.

NEUROACTIVOS MICROBIANOS

Como parte de su función metabólica, los microbios descomponen (metabolizan) los nutrientes. Al hacerlo, generan subproductos
llamados metabolitos y algunos de estos metabolitos microbia-
nos pueden imitar a las hormonas del hambre o la saciedad, a
saber, la grelina, la leptina y el péptido YY, Al igual que las hormonas, los metabolitos trabajan en conjunto, enviándonos señales
para comer cuando tenemos hambre y parar cuando estamos llenos. Recordarás sobre la discusión anterior acerca de las hormonas
que entre más grelina se secrete, más probable será que comamos
en exceso. La leptina y el péptido YY funcionan de manera opuesta,
inhibiendo el apetito y aumentando los niveles de energía. Ya que
muchas bacterias intestinales pueden producir péptidos pequeños que imitan a estas hormonas, tienen una influencia significativa en tu apetito.

PSICOBIÓTICOS
Y ALIMENTACIÓN EMOCIONAL

Como mencioné antes, todos comemos debido a nuestras emociones de vez en cuando: cuando nos sentimos tristes, ansiosos o solitarios, cuando queremos reconfortarnos o incluso cuando estamos felices o nos acordamos de algunos alimentos del pasado, como la tarta de manzana de la abuela.

Suena como algo sacado de una película de ciencia ficción, pero las bacterias dentro de nosotros pueden estar influyendo no solo en nuestros antojos, sino también en nuestro estado de ánimo para lograr que comamos lo que quieren. Investigaciones muestran que los microbios intestinales pueden manipular tu conducta alimentaria para mejorar su propia salud, a menudo a costa tuya; no solo mediante la activación de antojos por ciertos alimentos que los microbios requieren, sino también deprimiendo tu estado de ánimo hasta que comas los alimentos que privilegian su bienestar. Los microbios tienen el poder para lograrlo de dos maneras sorprendentes que afectan nuestra salud emocional: produciendo toxinas que nos hacen sentir mal o liberando químicos que mejoran el estado de ánimo para hacernos sentir bien. Por ejemplo, una bacteria específica de la especie *Clostridium* produce una sustancia llamada ácido propiónico que puede interferir con la producción de dopamina y serotonina de tu cuerpo, que mejoran tu ánimo. Por otro lado, microbios como los *Bifidobacteria* ayudan a producir butirato, un químico antiinflamatorio que previene que toxinas generadas en el intestino lleguen al cerebro. Además, otros microbios pueden sintetizar triptófano, un aminoácido precursor de la serotonina, que mejora tu estado de ánimo.

Es más, se ha demostrado que ciertas cepas de bacterias benéficas actúan como estimulantes del estado de ánimo; una importante línea de investigación en los estudios sobre psicobióticos. Esto va en sintonía con el hecho de que los trastornos del estado de ánimo, como la depresión y la ansiedad se han asociado durante mucho tiempo con una mayor probabilidad de elegir alimentos poco saludables e ingerirlos en exceso.

En un estudio publicado en *Brain, Behavior and Immunity*, a voluntarios saludables sin ningún antecedente de depresión se les dieron probióticos o antidepresivos durante un mes. Los que tomaron los probióticos mostraron menores niveles de cortisol y un mejor estado de ánimo, similar al que experimentaban los participantes que tomaron diazepam, un medicamento comúnmente usado contra la ansiedad. Otros estudios similares descubrieron que la terapia con probióticos puede reducir síntomas de depresión tan bien como el citalopram, un antidepresivo.

La alimentación emocional también tiene mucho que ver con la interconexión entre los intestinos y el cerebro. La mayoría de nosotros sabe que el cerebro está formado por miles de millones de neuronas, pero ¿sabías que tus intestinos también contienen una densa red de neuronas? Esta red se conoce como sistema nervioso entérico y está a cargo de la función fisiológica del tracto gastrointestinal. De hecho, esta red neuronal tiene tanta actividad que se le suele llamar el segundo cerebro.

Bajo esta perspectiva, el tracto digestivo es una parte integral del sistema nervioso central (formado por el cerebro y la médula espinal) y está conectado a través del eje intestino-cerebro, término que de manera colectiva describe la unión entre los intestinos y el cerebro a través del nervio vago. Recordemos que el nervio vago es muy poderoso. Diversos estudios descubrieron que estimularlo lleva a comer en exceso, mientras que bloquearlo conduce a la pérdida de peso.

De este modo, la conexión entre los intestinos y el cerebro se refleja hasta en nuestro lenguaje, en la manera en la que describimos nuestras emociones. Decimos cosas como «me dio un vuelco el estómago», «tu actitud me repugna» o «siento mariposas en el estómago». De acuerdo con un artículo de revisión publicado en *Gastroenterology Clinics of North America*, que usemos estos términos es uno de los resultados del número de neurotransmisores que se producen en el intestino y que permiten que el sistema nervioso funcione y se comunique. Todo esto sugiere que el eje intestino-cerebro afecta a las emociones. Y estas, a su vez, influyen en gran medida tanto en la elección de alimentos, como en el apetito.

Además, tu salud mental general también puede verse afectada por los psicobióticos. Mientras investigaba sobre el tema para este libro, encontré un estudio fascinante de China, publicado en *Science Advances*, que ilustraba de manera contundente qué tanto los microbios controlan la forma en que pensamos y nos sentimos. La investigación descubrió evidencia nueva de que los microorganismos de nuestros intestinos pueden estar relacionados con la esquizofrenia y la salud mental. Gracias a estudios anteriores, ya sabíamos que las alteraciones en las bacterias intestinales afectan a la ansiedad y la depresión.

Este estudio de 2019 investigó la relación entre la esquizofrenia y los cambios en las bacterias intestinales. La esquizofrenia es una patología mental devastadora y difícil de tratar que produce alucinaciones, una percepción alterada de la realidad y pensamiento desorganizado. Es una enfermedad crónica que puede ser discapacitante. Los descubrimientos de este estudio podrían llevar a formas más efectivas de tratarla. Los investigadores comenzaron analizando muestras fecales de 63 pacientes que padecían esquizofrenia. Sus muestras se compararon con las de un grupo de control formado por 69 personas que no padecían esquizofrenia. En general, los individuos esquizofrénicos tuvieron una menor diversidad en su microbioma que los individuos de control saludables. De hecho, la disparidad en las bacterias intestinales entre los pacientes y los controles saludables fue tan evidente que los investigadores pudieron identificar a los pacientes esquizofrénicos simplemente con mirar las muestras de su excremento.

La siguiente fase del estudio fue todavía más interesante. Los investigadores trasplantaron muestras fecales de pacientes humanos esquizofrénicos a ratones sanos libres de gérmenes. El mismo proceso se replicó usando las muestras fecales de los humanos sanos para crear un grupo de control efectivo. Los ratones colonizados con el microbioma esquizofrénico pronto mostraron cambios conductuales asociados con los modelos de esquizofrenia en estos animales. Los investigadores también analizaron los niveles de glutamato en sus cerebros. El glutamato es un neurotransmisor que no funciona de manera normal en los esquizofrénicos. Los ratones con las bacterias intestinales de humanos esquizofrénicos exhibieron una cantidad anormal de glutamato en sus cerebros. Parecía que las bacterias intestinales habían cambiado su química cerebral. Este fue un hallazgo relevante porque las disrupciones en el metabolismo del glutamato han sido una hipótesis fuerte de una causa subyacente de la esquizofrenia durante mucho tiempo. Así que, por más extraño que pueda parecer, tus microbios intestinales están trabajando mucho para controlar tu salud mental.

TRITURADOR DE ANTOJOS:
SOS para los antojos premenstruales

Es probable que cerca de tu periodo menstrual experimentes antojos, cosa de lo más normal. Esto se debe a distintas causas: los altibajos de estrógeno y progesterona, la forma en que estas hormonas afectan tu estado de ánimo y lo que le hacen a tu deseo por cosas dulces; también la disminución de serotonina, nuestro levanta-ánimos natural.

Puedes evitar estos antojos y mejorar tu estado de ánimo al mismo tiempo siguiendo algunas sugerencias simples:

Consume alimentos ricos en ácidos grasos omega-3 (como salmón, atún, sardinas y otros pescados grasos). El omega-3 estabiliza las fluctuaciones hormonales y los cambios de humor.

Come nueces de Brasil. La ansiedad está asociada con una deficiencia en selenio, un mineral. Puedes satisfacer tus requerimientos diarios de selenio con facilidad si comes tres nueces de Brasil al día.

Toma probióticos. Estos alimentos (yogur, *kombucha* y *kimchi*, entre otros) estabilizan tus hormonas y mantienen la serotonina en niveles altos. Incluye un par de porciones al día cuando tengas antojos producidos por el síndrome premenstrual (SPM).

Elige chocolate oscuro. Es un antídoto contra los antojos y la irritabilidad, además de que también es un alimento sabroso que aumenta la serotonina. Come de 28 a 56 g por día.

Sé consistente con el ejercicio. Es una de las mejores formas de levantarte el ánimo y aliviar los síntomas del SPM, incluyendo los antojos.

Sigue los 5 pasos de este libro. Cada uno está diseñado para mantener el hambre y los antojos a raya... en todas las etapas de tu vida.

RECONSTRUYE UN MICROBIOMA SALUDABLE EN TAN SOLO UNOS CUANTOS DÍAS

Si piensas que en este momento estás bajo la voluntad de tus microbios, no te preocupes, no lo estás. Debes comprender que hay muchas maneras en las que los puedes controlar; tan solo aprovechando el poder de los psicobióticos a través de tus elecciones de alimentos, probióticos y prebióticos.

Primero, hay algo que debes saber: tu microbioma intestinal se regenera cada media hora, más o menos, debido al corto ciclo de vida de las bacterias. Lo que comas ahora —como desayuno, almuerzo o cena— comenzará a cambiar la diversidad de tu microbioma de inmediato y normalizará tus sensaciones de hambre. Sigue tomando buenas decisiones alimentarias para empezar a superar tus impulsos y antojos, y para reconstruir tu microbioma en tan solo unos cuantos días. Que no se te olvide: tienes el poder de crear mejoras inmediatas en tu salud y diversidad intestinal. Hablaré de esto con más detalle en el plan de 5 pasos, pero aquí te presento algunas estrategias con psicobióticos que puedes implementar ahora mismo.

Enfócate en la fibra

Comienza a regenerar tu microbioma durante la noche con unas cuantas verduras ricas en fibra; aunque para que el cambio se mantenga necesitas comer estos alimentos varias veces a la semana.

Agregar fibra también es crucial. Los alimentos ricos en fibra llenan más que los bajos en fibra, por lo que es más probable que comas menos y te sientas satisfecho durante más tiempo. Combinar proteína con verduras ricas en fibra te llenará todavía más rápido. Para contextualizar, la fibra alimentaria es técnicamente la parte no digerible de los alimentos de origen vegetal. No la consideramos como un nutriente, pero lo es, y uno muy importante. A diferencia de los macronutrientes principales —grasas proteínas o carbohidratos, que tu cuerpo descompone y absorbe— la fibra pasa relativamente intacta a lo largo de tu tracto digestivo para luego eliminarse de tu cuerpo.

Hay dos clasificaciones de fibra: la soluble, que se disuelve en agua; y la insoluble, que no se disuelve. Las principales fuentes de fibra soluble son: avena, chícharos, frijoles, manzanas, cítricos, zanahorias, cebada y *psyllium*. El principal trabajo de las fibras solubles es retardar la digestión, para que tu cuerpo tenga el tiempo suficiente para absorber los nutrientes de los alimentos que comes.

Algunos alimentos ricos en fibra insoluble son cereales integrales, nueces de Castilla, legumbres, y muchas verduras como el brócoli, los ejotes y las papas. Debido a que se une con el agua a medida que pasa por tu tracto digestivo, la fibra insoluble suaviza las heces, reduciendo el estreñimiento y protegiendo tu sistema digestivo. Ambos tipos de fibra son excelentes fuentes de alimento para las bacterias benéficas de tus intestinos.

La mayoría de las bacterias intestinales habitan en el colon distal, la última porción del intestino, así que llevar alimentos ricos en fibra a esa parte es crucial. La mayoría de lo que comemos —principalmente proteínas, grasas y muchos carbohidratos— se digiere antes de llegar al colon distal. Por otro lado, eso no sucede con la fibra, por lo que las bacterias benéficas pueden alimentarse de ella cuando llegue al colon distal.

¿Qué pasa si no consumimos suficiente fibra? Las bacterias que aman a la fibra no prosperarán, y tu diversidad intestinal disminuirá. De esta manera, el desequilibro en las bacterias intestinales y una dieta baja en fibra conducen al temido padecimiento que sufría mi paciente, Robert, la disbiosis, que te hace susceptible a muchas enfermedades graves, incluyendo el síndrome de colon irritable, la colitis, el intestino poroso, la obesidad, la diabetes y otras afecciones crónicas graves.

Disfruta de los prebióticos

La comida con la que alimentas a tus bacterias intestinales amigables es importante para lograr que crezcan y colonicen tus intestinos. Uno de los mejores alimentos para los microbios intestinales es un tipo de fibra conocida como prebióticos. Piensa en los prebióticos como comida rápida para los microbios intestinales que alimentan y motivan el crecimiento de bacterias benéficas, las cuales también ayudan a que nuestras hormonas de saciedad se activen.

Para aumentar tu consumo de prebióticos, tienes que comer más fibras celulosas que se encuentran en algunas partes de las verduras y las frutas (en los tallos del brócoli, las bases de los espárragos, los tallos de la col y la pulpa de la naranja).

Los siguientes alimentos también son ricos en prebióticos:

- Frijoles y legumbres
- Chocolate oscuro
- Partes fibrosas de frutas y verduras
- Ajo
- Jengibre
- Alcachofa de Jerusalén
- Poro (partes verdes y blancas)
- Cebollas
- Plátano macho
- Papas, camotes, y otras verduras de raíz

Añade alimentos fermentados y probióticos

Para obtener una cantidad adicional de nutrientes para el intestino, llena tu dieta de alimentos fermentados. La fermentación es un truco de magia bioquímico en el que la levadura convierte el azúcar en alcohol, aunque hay muchos otros microorganismos y alimentos que también se pueden fermentar.

A lo largo de la historia, los alimentos fermentados se descubrieron por mera casualidad: el agua con miel se convirtió en hidromiel de manera accidental, al igual que las uvas en vinagre.

Pero muy pronto, las personas aprendieron a fermentar alimentos de forma intencional. En el año 5400 a. C., apareció el vino gracias a los antiguos iraníes. Para el 1800 a. C., los sumerios ya elaboraban cerveza; y en el siglo I a. C., los chinos habían logrado una primera versión de lo que ahora conocemos como salsa de soya.

En la actualidad, la fermentación suele utilizar un cultivo iniciador que contiene microbios o bacterias presentes de forma natural en los alimentos para crear una versión diferente de algunos alimentos o para cambiar sus propiedades. Es probable que ya comas muchos alimentos fermentados sin que te des cuenta, como queso, aceitunas o crema ácida.

En esencia, las bacterias benéficas en la comida o el cultivo iniciador comienzan a descomponer los azúcares y almidones. Esto produce ácido láctico, que detiene el crecimiento de las bacterias dañinas para que los alimentos no se echen a perder. Conservan la comida, que, además, se vuelve más nutritiva que antes.

Hay algunos grandes beneficios de añadir alimentos fermentados a tu dieta. Estos alimentos son:

Más fáciles de digerir. Durante la fermentación, las bacterias predigieren la comida. Esto hace que los alimentos fermentados sean más fáciles de procesar para tu sistema digestivo.

Altamente nutritivos. Conforme van digiriendo los almidones y azúcares, las bacterias en los alimentos fermentados producen vitaminas y nutrientes adicionales, como vitaminas B y K2.

Ricos en probióticos. Algunas autoridades médicas y de la nutrición reportan que media taza de un alimento fermentado puede contener hasta 10 billones de organismos probióticos. Es por esto que pienso que es mejor obtener los probióticos de alimentos fermentados en lugar de depender de suplementos alimenticios.

Impulsores del sistema inmunitario. Cerca del 80% de tu sistema inmunitario se encuentra en tus intestinos y comer alimentos fermentados de forma regular ayuda a asegurar intestinos sanos y con una amplia diversidad bacteriana, así como un sistema inmunitario sano.

Controladores de antojos. Al complementar tu dieta con alimentos fermentados puedes controlar tus antojos de dulce. ¿Cómo? Los alimentos fermentados ayudan a tus papilas gustativas a adaptarse a sabores más ácidos y amargos, por lo que será menos probable que recurras a los alimentos dulces, o que los desees.

Para fortalecer y diversificar tu microbioma, considera incluir los siguientes alimentos y bebidas fermentados que están llenos de bacterias probióticas listas para consumirse.

ALIMENTOS FERMENTADOS

- *Kimchi*
- *Kombucha*
- *Miso*
- *Natto* (platillo tradicional japonés a base de soya fermentada)
- Chucrut
- *Tempeh* (alimento tradicional de Indonesia a base de soya fermentada)

LÁCTEOS FERMENTADOS (SI NO ERES INTOLERANTE)

- Queso *cottage* (requesón)
- Kéfir

◆ Crema ácida

◆ Yogur

Busca una alimentación densa en nutrientes

Recuerda que un microbioma diverso es un microbioma saludable. Una gran manera de lograr esto es a través de una dieta densa en nutrientes, pero ¿qué significa esto exactamente?

La densidad nutricional se refiere a la cantidad de nutrientes como vitaminas, minerales y aminoácidos de un alimento determinado en comparación con sus calorías (que por lo general son bajas). Este término no debe confundirse con «densidad energética». Los alimentos que son energéticamente densos tienen una gran cantidad de calorías por porción (por lo general debido a azúcares o grasas añadidas, u otros ingredientes perjudiciales), mientras que los alimentos densos en nutrientes están llenos de nutrientes benéficos con pocas azúcares o grasas añadidas, o ninguna, que aumenten las calorías.

Algunos alimentos, como las verduras, tienen una alta densidad nutricional, mientras que los alimentos procesados tienen una baja densidad nutricional y una mayor densidad energética. Considera la diferencia entre el equivalente a 160 calorías de papas fritas y de una papa al horno. La papa al horno aporta cerca de 4 g de fibra, 950 mg de potasio, 17 mg de vitamina A, 22 mg de vitamina C y ninguna grasa saturada. Por otro lado, las papas fritas, no aportan ni fibra ni vitaminas, solo la mitad del potasio y 3 g de grasas saturadas. Por lo tanto, la papa horneada tiene una mayor densidad nutricional que el equivalente calórico de las papas fritas.

Una dieta con mayor densidad nutricional también se equilibra con un amplio suministro de proteínas, grasas y fibra para que nos sintamos satisfechos. La proteína nos ayuda a regular la leptina y la grelina, para que nos sintamos agradablemente llenos. Por su parte, las grasas de calidad, como los ácidos grasos omega-3 y las grasas de origen vegetal, ayudan a la producción de leptina para indicarnos que estamos llenos y desacelerar nuestra digestión. Un alto consumo de fibra estimula la producción de ácidos grasos de cadena corta, que también ayudan a que nuestro cuerpo se sienta lleno, y crean una diversidad de bacterias intestinales benéficas en tu microbioma.

Elige principalmente alimentos con una densidad nutricional alta, para que ingieras macronutrientes, vitaminas, minerales y aminoácidos que son buenos para la salud, y evita demasiados alimentos procesados con alta densidad energética que provocan sobrepeso u obesidad. Además, una dieta con alta densidad nutricional proporciona combustible para todos los microbios benéficos que mantienen tu salud y previenen que cualquier otra población dañina ocupe demasiado territorio en tus intestinos. Con el tiempo, descubrirás con alegría que tus antojos decaerán de manera importante al seguir una alimentación rica en nutrientes durante varios meses, gracias al cambio en la diversidad de tu microbioma.

Puedes esperar una mejora rápida en tu salud intestinal una vez que aumentes la fibra y los prebióticos, y llenes tu dieta de alimentos fermentados y probióticos, logres una alimentación con una densidad nutricional alta y disminuyas las causas comunes de los problemas intestinales, como azúcares y comida chatarra. Además, hay más buenas noticias: tendrás menos antojos y un mejor control del hambre, porque tú y tus microbios intestinales estarán trabajando en conjunto.

4

Desaprender a comer:
¿de verdad tienes hambre?

Cuando se trata de hambre y de comer en exceso, es probable que Marcy sea como tú. Va a una fiesta el fin de semana y come muchas papas fritas con *dip*, a veces con unas cuantas copas de vino. Luego regresa a casa sintiéndose culpable y llena de remordimiento, y jura que correrá unos kilómetros más al día siguiente. El resto del fin de semana, Marcy come como pajarito y se siente orgullosa de sí misma.

Pero esto no dura mucho. Pronto, le da tanta hambre que simplemente no puede dejar de comer comida chatarra, en especial algo dulce, como si estuviera por llegar una especie de escasez mundial de postres.

Para la mitad de la semana, Marcy inicia una dieta nueva y vuelve a tener cuidado con lo que come. Aunque todavía tiene hambre, se aguanta, sintiéndose llena de una gran fuerza de voluntad. Pero después de un día agotador como enfermera en la sala de urgencias, Marcy se sienta en el sillón a flojear durante horas, lo que suele hacer acompañada de medio litro de helado. Se siente totalmente fuera de control.

La forma en la que Marcy come y vive deja entrever su vida cotidiana: no está contenta con ella y está desesperada por encontrar una solución. Me pregunta: «¿Por qué no puedo ser más consistente y comer sano más a menudo? Siento que no puedo parar de comer. Si no controlo esto, me voy a meter en problemas muy serios».

Si te identificas con la situación de Marcy, olvídate de los libros de dietas, los programas para bajar de peso, e incluso de la fuerza de voluntad, que viene y va en función de lo que nos sucede y de cómo nos sentimos. Sin embargo, la esperanza está a la vuelta de la esquina, porque estos ciclos de hambre y excesos se pueden detener... y rápido.

Como ya leíste, nuestro cerebro, intestinos, neuronas y hormonas, están todos interconectados. Nuestro aparato digestivo libera varias hormonas del hambre en el torrente sanguíneo, que le indican al cerebro que ha llegado el momento de reabastecer las reservas de combustible del organismo; otras hormonas frenan la ingesta de alimentos. Las neuronas transmiten señales de hambre de ida y vuelta entre el cerebro y los intestinos; y los microbios del tracto digestivo deciden si comemos galletas o coliflor.

Hay otras fuerzas que se entrelazan en esta situación. Vemos comida y la olemos; es posible que pensemos o leamos sobre ella; hay gente, lugares y cosas que nos recuerdan a una buena comida. Además, la exposición constante a alimentos muy apetitosos nos tienta a comer, a comer y a comer más y más. Solo a veces somos capaces de resistirnos a una bandeja de galletas recién horneadas frente a nosotros antes de tomar una. Entonces, ahora que sabes que todo está conectado, ¿cómo puedes optimizarlo? Ese es el objetivo, ¿no?

El primer paso es darse cuenta de que el cuerpo humano es un impresionante sistema autorregulador. Sabe cuánta comida necesita y manda todo tipo de señales que indican cuando tiene hambre de verdad y cuando está lleno. En el momento en el que entiendas este sistema —que de verdad lo entiendas— toda tu relación con la comida y el hambre cambiará. Aprenderás, como Marcy, a dejar de intentar controlar tu hambre con fuerza de voluntad y a dejar de compensar los excesos de comida no saludables con una infraalimentación igual de mala.

La forma de poner fin a estos ciclos disparatados de hambre, antojos y sobreingesta alimentaria es poner en práctica algunas técnicas a las que, de manera conjunta, denomino alimentación desaprendida.

¿Qué carajo es la alimentación desaprendida? En pocas palabras, consiste en:

◆ Ser más consciente de cómo se siente el hambre verdadera.

◆ Responder menos a los estímulos externos y ambientales que invitan a comer.

◆ Escuchar a tu cuerpo y responder a sus necesidades de manera adecuada.

◆ Modificar los desencadenadores que obran en tu contra.

◆ Hacer las paces con tu cuerpo para lograr tener una relación más sana y agradable con la comida.

Profundicemos en la alimentación desaprendida de manera precisa y cómo hacer que funcione.

LA ALIMENTACIÓN DESAPRENDIDA NO ES LO MISMO QUE LA ALIMENTACIÓN INTUITIVA

La alimentación intuitiva fue pensada como una estrategia para controlar el hambre de la que quizá hayas escuchado hablar. Este término de moda en el mundo de las dietas significa que escuchas y respondes a las señales internas (rugido del estómago, baja azúcar en la sangre, etc.) al momento de comer, en lugar de hacerles caso a las señales externas (como un comercial de comida, o ver, oler o saborear alimentos que parecen deliciosos). En otras palabras, comer cuando realmente tienes hambre y parar cuando estás lleno.

Además, la alimentación intuitiva rechaza cualquier mentalidad dietética: no hay alimentos prohibidos. En vez de esto, la idea es aprender a ser más consciente de la cantidad que comes, de tu nivel de saciedad y de cuándo dejar de comer.

Todo esto suena bien en teoría, y no estoy desacreditando esta estrategia, pero, por desgracia, muchas personas se enfrentan a muchos problemas cuando intentan practicarla. Por ejemplo:

- ¿Qué haces cuando estás tan bombardeado por la publicidad que te incita a consumir en exceso alimentos que en realidad no necesitas en tu dieta? Este es un gran problema en nuestra sociedad, porque vivimos en un mundo atascado de señales externas para comer. Están en casi todos lados: las calles están repletas de restaurantes, fondas y locales de comida rápida que intentan atraernos, y los medios de comunicación nos inundan con anuncios de comida. Ni siquiera en casa estamos a salvo del acecho de los estímulos externos, porque muchas de nuestras cocinas están bien surtidas de alimentos que nos aguardan en nuestro refrigerador o alacena.

- ¿Cómo manejar el estar tan expuesto a alimentos procesados ultra apetitosos a los que es muy difícil resistirse? A diferencia de nuestros antepasados, que tenían que caminar kilómetros para conseguir agua, plantas comestibles y cazar animales, nosotros forrajeamos en restaurantes de comida rápida, que suelen estar a uno o dos kilómetros de nuestra casa. Y, como ya discutimos antes, los alimentos modernos son combinaciones de sabores, texturas, gustos y aromas que de manera literal secuestran el sistema natural

DESAPRENDER A COMER: ¿DE VERDAD TIENES HAMBRE? ■ 111

de saciedad de nuestro cuerpo. En este tipo de entorno, la alimentación intuitiva requiere mucha fuerza de voluntad para resistirse a la tentación de los dulces, los postres, las botanas, la comida rápida y otros caprichos.

◆ ¿Cómo te aseguras de consumir alimentos importantes para controlar el hambre y aumentar la saciedad como ácidos grasos omega-3, prebióticos y probióticos, varios tipos de fibra y ciertos aminoácidos?

◆ ¿Qué pasa cuando el estrés y las emociones te llevan directito a un contenedor de helado o a una bolsa de papas fritas?

◆ ¿Qué hacer cuando tus compañeros de trabajo comen pastel en un festejo de cumpleaños?

◆ ¿Cómo manejas el hecho de que creciste desayunando *hot cakes* todos los días y que a menudo extrañas esa forma de iniciar tu día?

La alimentación intuitiva no toma en consideración situaciones como estas. Además, permíteme subrayar que nos hemos vuelto tan insensibles a lo que nuestros cuerpos nos quieren decir que no sabemos interpretar o leer nuestras señales de hambre, lo que significa que intentar comer de manera intuitiva puede ser un ejercicio inútil; y si añadimos factores como el aburrimiento, el estrés, la alegría o los recuerdos relacionados con la comida, la situación se vuelve todavía más complicada. No sabemos cuándo tenemos hambre de verdad o no, o si estamos lidiando con antojos descontrolados y, a veces, comemos más allá de nuestro estado de saciedad.

LA ALIMENTACIÓN INTUITIVA ES BUENA, PERO LA ALIMENTACIÓN DESAPRENDIDA ES MEJOR

Tu cuerpo está diseñado para comunicarse con claridad, pero a veces puede ser fácil malinterpretar sus señales. Por fortuna, esto se puede arreglar con la alimentación desaprendida. Comer —ya sea en exceso o motivado por estímulos externos— es una conducta, una acción, y las conductas pueden desaprenderse. Piensa en las conductas como senderos para caminar en un bosque: entre más se transitan, más despejados se vuelven y más fácil es recorrerlos de principio a fin sin perderte. Sin embargo, cuando se dejan de usar, se cubren de maleza y es menos probable que los recorras. Con el tiempo, se vuelve cada vez más improbable que vuelvas a transitar por ellos. En este escenario, la conducta en cuestión se vuelve algo del pasado.

Del mismo modo, gran parte de la alimentación desaprendida consiste en evitar ciertas conductas, como comer cuando estás aburrido o consumir alimentos procesados. Es posible desaprender estos hábitos y, cuando lo haces, de manera automática aumenta la saciedad, baja el hambre y tienes más control sobre los antojos. En el camino, también es posible tomar mejores decisiones con respecto a tu alimentación y adquirir una sensación de calma, más energía y una mayor sensación de alerta a partir de los alimentos que comes.

La alimentación desaprendida te ayuda a cambiar los comportamientos que están detrás de tu conducta consumista con facilidad e interfieren con tus señales de hambre. En las siguientes secciones se encuentran las principales estrategias de la alimentación desaprendida.

Modifica los recuerdos asociados con la comida

No hace mucho tiempo, me desvié hacia el pasillo de los dulces en el supermercado y un paquete rojo brillante llamó mi atención: eran barras de Kit Kat cuyo envoltorio mostraba la deliciosa golosina de oblea chocolatosa partida por la mitad. Tenía 30 años que no comía una barra de Kit Kat, desde mi infancia y mi festividad favorita: Halloween. Así que compré una, le quité la envoltura y me la comí, deleitándome con el crujido del barquillo en mi boca: sabía tan bien como cuando era pequeña.

Pero los recuerdos siguieron. En cuestión de segundos, me sentí transportada a los días en los que iba de compras con mi padre a comprar barras de Kit Kat para Halloween y repartirlas entre los niños que pedían dulces, y guardar unas cuantas para que mi papá y yo las comiéramos después (también era su dulce favorito). ¡Qué buenos recuerdos! Terminé mi golosina y volví al presente.

Todos tenemos recuerdos que asociamos con comida y la mayoría de las veces son buenos. El sabor, olor y textura de ciertos alimentos pueden ser muy evocadores y traer a la memoria recuerdos no solo de comer el alimento en sí, sino de las personas y los lugares; de todo el contexto de dónde estabas, con quién y la ocasión de la que se trataba.

Los recuerdos asociados con la comida son más evocadores y poderosos que otros porque involucran la totalidad de los cinco sentidos. No se basan solo en la vista, el gusto o el olfato, sino que todos los sentidos trabajan en conjunto para darle más información y detalle a tu cerebro.

¿Pero qué tienen de particular los dulces de la infancia y las otras golosinas que se nos quedan grabadas en el cerebro incluso cuando somos adultos? Para empezar, los recuerdos asociados a la comida son un mecanismo evolutivo de supervivencia. En la

Antigüedad, nuestros antepasados cazadores-recolectores tenían que buscar frutas y verduras en bosques y pastizales y, todavía más importante, recordar dónde estaban los árboles, las plantas que las producían, así como cuáles sabían especialmente bien.

Debido a este pasado como recolectores, un alimento muy atractivo pulsará un botón dentro de nuestro cerebro. Al comer ese alimento, se activarán los centros de recompensa, en gran parte debido al aumento de dopamina en respuesta a esta. En este proceso también interviene el hipocampo, que convierte los recuerdos a corto plazo en recuerdos a largo plazo. Juntos, estos mecanismos de recompensa son responsables de la formación de recuerdos en el cerebro.

Para desaprender la conducta de buscar y desear alimentos nostálgicos, tenemos que ir al fondo de su atractivo, como lo hice yo. Si lo haces, tendrás más control sobre cómo respondes a este alimento. Pregúntate: ¿de dónde viene este antojo? ¿Es un recuerdo de la infancia u otra experiencia lo que lo hace tan atractivo? Una vez que tengas una mejor comprensión de tus vías neuronales, usa este conocimiento para prepararte para situaciones que involucren comida, para saber qué lo desencadena y para que escuchar a tu cuerpo se convierta en una prioridad. Toma un momento y piensa: «Sí, de verdad se me antoja este dulce y podría sacarlo de la máquina expendedora ahora mismo». Pero antes de que lo hagas, piensa en las consecuencias: deseo de más cosas dulces, más hambre, bajones de azúcar, inflamación, etc. (hablaremos más de esto en el cap. 6). Está bien rememorar los gratos recuerdos de personas y lugares del pasado, pero no dejes que la comida sea el centro del recuerdo.

Diferencia entre el hambre verdadera y el aburrimiento

A veces tenemos ratos en los que no hacemos nada y simplemente nos aburrimos. Es posible que te dirijas a la cocina para ver si hay algo de comer que alivie tu aburrimiento y que abras el refrigerador en busca de algo que saborear. Si nada parece sabroso, irás a la alacena en busca de algo que no requiera mucho tiempo o esfuerzo de preparar; algo que puedas tomar y comer.

¿Tienes hambre de verdad? En realidad no; solo estás buscando algo que hacer.

Para desaprender esta conducta, encuentra algunas actividades que ocupen tu tiempo y activen tu mente: lee, llama a un amigo, entretente con un proyecto divertido en casa, o tacha algo de tu lista de pendientes. Muchas veces, tu sensación de hambre pasará cuando te concentres en algo además de la comida.

TRITURADOR DE ANTOJOS:
pierde el gusto por los dulces en 30 días

El azúcar puede ser altamente adictiva y un destructor de la alimentación. Es frecuente que me pregunten «¿Es posible que me dejen de gustar los alimentos azucarados?».

¡Qué buena pregunta! Veámosla desde el punto de vista científico. Un estudio publicado en 2015 en *The American Journal of Clinical Nutrition* se propuso determinar qué se necesita para disminuir el gusto por el azúcar. Se dividió a los participantes en dos grupos, uno de los cuales recibió instrucciones de seguir una dieta baja en azúcar durante tres meses; el segundo grupo sirvió de control y no tuvo ningún ajuste en su ingesta de azúcar.

Cada mes, los participantes regresaban, se les daba un pudín endulzado y se les pedía que calificaran la dulzura del postre. Durante el primer mes, el grupo de azúcar baja y el de control informaron las mismas evaluaciones de dulzura. Sin embargo, para el segundo mes, las evaluaciones comenzaron a cambiar. El grupo de azúcar baja calificó al pudin como demasiado dulce; el grupo de control no lo hizo. Tan solo después de un mes de una dieta baja en azúcar, las papilas gustativas de esos participantes se habían vuelto más sensibles al azúcar.

Para aquellas personas a las que les gusta lo dulce, esto significa que después de reducir el consumo de azúcar durante algún tiempo, esta empieza a perder su encanto. Los alimentos dulces empiezan a saber excesivamente dulces y ya no se antojan como antes, por lo que los comes menos, si es que no los dejas de comer en absoluto. Y, por supuesto, entre menos azúcar consumas, mayores probabilidades tendrás de bajar de peso o de mantenerte en un peso ideal.

El mensaje principal es que se puede entrenar a las papilas gustativas para que no les guste el dulce intenso, pero para llegar a ese punto necesitas reducir o incluso evitar el azúcar por completo al menos durante un mes, aunque es posible que tome más tiempo para algunas personas; cada una es diferente, pero la idea central es que puedes desaprender tu hábito de comer azúcar.

Distingue entre sed y hambre

Hace muchos años, aprendí que cuando sentimos mucha hambre, puede ser solo sed. Sin embargo, confundimos esa sed con hambre y nos lanzamos hacia la comida. Pero comer no sacia la sed, así que comemos más y, como consecuencia, quizá subamos de peso. ¿Qué es lo que ocurre exactamente? Los mismos centros de saciedad que piden comida, a veces quieren calmar la sed en lugar de comer. Al igual que ocurre con el hambre, la sed puede activarse por las neuronas, por las hormonas en el intestino e incluso por la dopamina (¡con razón nos resulta tan gratificante el agua cuando tenemos sed!). También, la sed puede ser una respuesta fisiológica a cierta comida, ya que, al ingerir alimentos, la sangre se espesa de forma temporal y el cuerpo siente la necesidad de diluirla. Entonces, ¿de verdad tienes hambre? No, tienes sed.

Intenta esto: cuando sientas hambre, primero bebe uno o dos vasos de agua, para ver si era lo que en realidad necesitaba tu cuerpo. Para fomentar el hábito de beber suficiente agua, mantente hidratado a lo largo del día. Siempre ten a la mano un vaso o una botella de agua (de plástico sin BPA, de vidrio o de acero inoxidable). También te sugiero que bebas un vaso de agua cada mañana (220 ml, aproximadamente) y que tengas un vaso junto a tu cama por la noche. Bebe agua tibia: toma menos tiempo para digerirse y estimula la digestión al mismo tiempo que desintoxica tu sistema y ayuda a que los alimentos pasen por el tracto digestivo. Beber agua tibia es una de las mejores medidas que puedes tomar para tu salud y para ayudarte a regular el hambre. Si tienes el mal hábito de no beber suficiente agua, practicar estas sugerencias todos los días, te ayudarán a desaprenderlo.

Cambia tu alimentación para favorecer la saciedad

Este apartado es uno de los más importantes y alrededor del cual construí mi plan de 5 pasos. Irónicamente, lo que metes a tu boca va a ser el predictor más importante de cómo manejas tanto el hambre como los antojos y la saciedad.

Sé que hablo mucho de esto, pero es porque vale la pena repetirlo una y otra vez. Si por lo regular comemos una dieta base baja en nutrientes y en fibra, nos va a dar hambre poco después de comer. Esto no es bueno; el hambre verdadera no aparece tan pronto después de una comida.

Así que debemos modificar nuestra alimentación para favorecer la saciedad y reducir el hambre de forma natural. Tener una alimentación rica en nutrientes, con muchos alimentos frescos de origen vegetal te ayudará a lograrlo, además de satisfacer las necesidades nutricionales de tu cuerpo.

Este tipo de alimentación también aumenta la cantidad de fibra, que, aunque no sea el nutriente más sexy que existe, hace milagros para saciar y controlar el hambre y mejorar la digestión en general; en especial la fibra prebiótica, que alimenta a nuestras bacterias benéficas y mata de hambre a las dañinas que solo desean comida chatarra. Es solo una razón más para comer las frutas y verduras que debemos.

La mayoría de las personas en Estados Unidos consume menos de 20 g de fibra al día; simplemente no están comiendo una cantidad suficiente de este nutriente que sacia y fortalece la salud digestiva. Para desaprender este hábito, consume al menos un alimento vegetal rico en fibra, como legumbres, cereales integrales, frutas y verduras en cada comida, y te sentirás saciado de forma natural y con menos hambre. También puedes combinar tu menú; cada vez más estudios demuestran que cuanta más variedad haya en tu ingesta de plantas, más diversas (y, por lo tanto, sanas) serán las bacterias en tus intestinos.

Una vez que restaures la integridad nutricional de tu alimentación —y desaprendas el hábito de comer alimentos procesados— tu hambre se estabilizará y tus antojos desaparecerán. En un entorno de elecciones alimentarias saludables, todos los elementos neuronales, hormonales y psicobióticos se alinean y están en sincronía, por lo que estarás más atento a los mensajes de tu cuerpo sobre la cantidad exacta de alimentos que necesitas en cada comida para mantener un peso saludable y disfrutar de una buena salud a largo plazo.

TRUCO PARA EL HAMBRE:
alimentos con mucha agua

¿Tienes hambre la mayor parte del tiempo? Además de los alimentos ricos en fibra, proteínas y grasas saludables (todos ellos conocidos por aumentar la sensación de saciedad), incluye alimentos con mucha agua que también ayudan a llenar el estómago.

Esta es mi lista de los alimentos ideales con alta densidad nutricional que, además, tienen 90% de agua o más, por lo que te ayudarán a aumentar la sensación de saciedad:

FRUTAS

Melón

Arándanos

Toronja

Naranja

Durazno

Piña

Frambuesas

Sandía

VERDURAS

Apio

Pepino

Col blanca

Lechuga

Rábanos

Jitomate

Calabacitas

OTROS ALIMENTOS

Caldos

Sopas claras

Intenta priorizar tus decisiones alimentarias en torno a alimentos llenos de nutrientes, ricos en fibra y con mucha agua, para que puedas controlar tu hambre sin esfuerzo, sin tener que depender de la fuerza de voluntad, al igual que proteges tu invaluable salud en el proceso.

Conéctate con tu cuerpo

Probablemente hayas oído hablar de la mentalidad, el conjunto de creencias que configuran la forma en que uno le da sentido al mundo y a uno mismo. Cambiar tu mentalidad puede influir en tu forma de pensar, sentir y comportarte en una situación determinada.

Pero ¿alguna vez has pensado en cambiar tu corporalidad? Esta es la conciencia de las sensaciones y los mensajes del cuerpo, tales como el hambre, los niveles de energía, el estado de ánimo, las necesidades e, incluso, las ganas de ir al baño. Algunos mensajes son positivos y otros incómodos, pero el mensaje en sí no es ni bueno ni malo, porque los mensajes siempre son neutros; son tan solo fragmentos de información que recibes.

Escuchar las señales de hambre de tu propio cuerpo es un componente valioso de la alimentación desaprendida y para hacer las paces con la comida. Como ya lo comenté, en el mundo contemporáneo ajetreado y siempre en movimiento, puede ser difícil conectarte con las señales del cuerpo porque es fácil distraernos con nuestras emociones, los factores de nuestro entorno o incluso las situaciones sociales. Por lo tanto, empezamos a perder la capacidad de distinguir si sentimos hambre verdadera o si solo estamos aburridos, o si nos sentimos solos o desanimados. No estamos en pleno contacto con nuestras señales de hambre y saciedad, lo que hace que sea más fácil que comamos de más o de menos.

Aunque varían mucho de acuerdo con cada persona, aquí hay algunas señales comunes de que es hora de comer (de verdad):

- ◆ ¿Tu estómago ruge, hace ruidos o se siente vacío?
- ◆ ¿Te sientes mareado, débil o tembloroso?
- ◆ ¿Te duele la cabeza?
- ◆ ¿Te cuesta trabajo concentrarte?
- ◆ ¿Estás cansado o con poca energía?
- ◆ ¿Te sientes irritable o de mal humor?

Es importante conocer estas señales de hambre física, porque no quieres tener demasiada hambre y comer de más después.

Del mismo modo, aprender a diferenciar entre la necesidad física de comer y el deseo mental de comer es crucial para el éxito a largo plazo. Esto no significa que ignores las señales del hambre para siempre, sino solo hasta que hayas aprendido a reconocer el hambre verdadera.

Además de identificar tus señales de hambre verdadera, tener una corporalidad positiva y la conciencia que conlleva te ayudará a:

- ◆ Estar más relajado y en paz con tu cuerpo.
- ◆ Lograr mejorar tu salud al elegir una alimentación rica en nutrientes, dormir más, priorizar tu tiempo a solas o con tus vínculos íntimos, recordar relajarte, practicar un mejor autocuidado y no dejarte atrapar por hábitos que no te sirven.

◆ Crear una autoimagen más fuerte porque te gusta quién eres, cómo te ves y cómo te sientes en tu propio cuerpo.

TRUCO PARA EL HAMBRE:
evita la alimentación emocional
con la Prueba de las Verduras Crudas

Llega el momento del día en el que a todos nos empieza a dar hambre y podría ser hambre física o que necesitemos un alivio del estrés, del aburrimiento o de alguna emoción incómoda.

Te sugiero que lleves a cabo la Prueba de las Verduras Crudas para diferenciar entre el hambre física y la alimentación emocional. La prueba consiste en preguntarte si te comerías un tazón entero de brócoli picado. Si es así, tienes hambre física; adelante, come. Si contestaste que no, tienes hambre emocional. En realidad, no tienes hambre, solo se te antoja algo que te tranquilice cuando estás estresado o sientes emociones incómodas.

La idea detrás de esta prueba es demostrar que, cuando tenemos hambre física, cualquier alimento puede saciarla. Por otro lado, si solo algunos alimentos específicos calman el hambre que sentimos, la razón subyacente no es el hambre física; es algo emocional.

ES EN SERIO, TIENES HAMBRE VERDADERA

Si ya intentaste un montón de mis trucos para combatir el hambre y los antojos, y sigues teniendo hambre, ¡no pasa nada! Quizá tengas hambre física; es posible que tu cuerpo te esté diciendo «¡Dame de comer!». Tal vez te está pidiendo ciertos nutrientes para mantenerte saludable y en funcionamiento, o tal vez quiera una combinación de proteínas y fibra para estabilizar tu azúcar en la sangre.

Es probable que no sea necesario que te lo diga, pero ahí va: dale a tu cuerpo lo que de verdad quiere. Si comes algo muy procesado o superdulce, lo engañarás de forma temporal haciéndole creer que eso es lo que quiere. Pero el cuerpo no se deja engañar tan fácilmente por mucho tiempo; es probable que te dé hambre de nuevo poco después. Hay muy pocos nutrientes que tu cuerpo pueda sacarle a un *cupcake*, una barra de chocolate o unas papas fritas para satisfacer tus necesidades de hambre.

En los 5 pasos que se describen en la parte II, explico los detalles de cómo vivir y comer para que no tengas que batallar con los antojos y el hambre que se basan en estímulos externos, ambientales o emocionales. Te juro que no quiero que pases hambre ni que te prives de comida. Tu cuerpo recibirá la cantidad adecuada de nutrientes para manejar todos los elementos que intervienen en el hambre sin esfuerzo y para que ya no tengas que luchar contra tus impulsos adictivos ni esforzarte por comer cada vez menos. Comerás y vivirás para nutrir a tu cuerpo sin antojos frecuentes e incontrolables.

Nada en el plan de 5 pasos dice que solo debas comer para nutrirte: la comida y el placer van de la mano y sería triste comer solo cuando tu estómago ruge. Una alimentación sana, sin antojos ni cambios bruscos de hambre, es una cuestión de equilibrio. Así que date un poco de libertad: si es tu cumpleaños, disfruta de una rebanada de pastel con una sonrisa. Con equilibrio es mucho más probable que logres apegarte al plan por el resto de tu vida.

PARTE II

~

5 PASOS PARA LIBERARTE DEL HAMBRE Y LOS ANTOJOS

5

Paso 1: reabastecer

«¿Y si les digo que los verdaderos cambios en su salud y peso vienen de comer más y no menos? Y me refiero a comer más de los alimentos que los satisfacen».

Estas palabras causaron revuelo en un seminario de nutrición que presenté por Zoom a un numeroso grupo de personas de alto rendimiento que trabajan en una empresa multinacional de inversiones. Desde el inicio de la pandemia, conduje más de 25 seminarios virtuales, así que sé que puede ser muy difícil mantener atento al público, ¡pero lo logré!

Las expresiones de sus caras eran variadas: ojos muy abiertos, bocas abiertas, cejas levantadas e inquisitivas. Sin duda, todos los asistentes estaban interesados.

Continué explicando que la mejor dieta es aquella en la que no contamos calorías ni macros, sino que simplemente añadimos y damos prioridad a los alimentos que promueven la sensación de saciedad y satisfacción. Cuando hacemos esto, nos deshacemos de los antojos y del hambre incontrolable, eliminamos la obsesión por las dietas, perdemos peso sin esfuerzo (si es lo que queremos) y estamos sanos.

Hice hincapié en que mi enfoque va en contra de los consejos dietéticos convencionales que te dicen que reduzcas las calorías y los carbohidratos de manera drástica, y que elimines ciertos grupos de alimentos. En cambio, recomiendo comer alimentos densos en nutrientes que nos hagan sentir satisfechos. La mayoría de las otras dietas no toman en consideración el factor clave de la saciedad y no te ayudan a familiarizarte con las señales de hambre de tu propio cuerpo.

Después del seminario, varias personas se pusieron en contacto conmigo para pedirme ayuda. Una de ellas fue Terri, ejecutiva de una empresa de inversiones bancarias y administración patrimonial que tenía un horario intenso, y poco tiempo para reestructurar sus hábitos alimentarios actuales. Solía comer lo que pudiera deprisa y, con frecuencia, compraba comida camino al trabajo o de regreso a casa. También me confesó que se sentía hambrienta la mayor parte del tiempo y que había desarrollado un antojo poco saludable por la comida rápida. Terri necesitaba una forma de establecer hábitos alimentarios más saludables no solo a corto plazo, sino para toda la vida, así que le di mi lista de los Súper Seis nutrientes (que explico en la siguiente sección) para que los incluyera en su dieta actual con la instrucción de no quitar ningún alimento que ya comiera, sino, más bien, de incluir un alimento de cada una de las seis categorías todos los días. Le pedí que se centrara en consumir muchas grasas saludables, como aceite de oliva, proteínas magras, verduras y frutas frescas como el aguacate, y productos lácteos específicos como el yogur, sin caer en excesos. Le expliqué que, si hacía esto, empezaría a sentirse increíblemente satisfecha y que no sentiría la necesidad ni el deseo de consumir grandes cantidades de alimentos poco saludables.

Terri trabajó conmigo en su dieta renovada durante un par de meses. A lo largo de seis semanas, notó que sus antojos empezaban a disminuir. Ya no tenía que lidiar con su habitual bajón de las cuatro de la tarde, en el que se le antojaba algo dulce o salado para mantenerse despierta además de un café, e incluso sus niveles de energía se elevaron a lo largo del día. Poco a poco, las decisiones saludables que tomó desplazaron a las menos saludables y, además, le encantaba poder seguir disfrutando de algunos de sus alimentos favoritos con moderación, como una copa de vino de vez en cuando.

Terri lo logró: aprendió a comer para saciarse, que es mucho más fácil y agradable que intentar hacer dieta solo con fuerza de voluntad.

LOS SÚPER SEIS

A diferencia de cualquier otra dieta que hayas seguido, mi plan no te da sermones sobre lo que no puedes comer, sino que se centra en nutrientes específicos, o, lo que yo llamo los Súper Seis, que debes añadir a tu alimentación todos los días. La base de esta estrategia es reabastecerte: llenas tu dieta con más de lo que puedes comer (alimentos con alta densidad nutricional), y comes menos alimentos procesados y otras opciones menos saludables. Esta forma de comer se basa en el consumo de muchos alimentos deliciosos integrales que pueden ayudarte a reducir tu apetito y antojos, y a mejorar tu saciedad. Dicho de otro modo, tienes libertad de elegir alimentos sanos que promuevan sensaciones de saciedad y satisfacción.

Para reabastecerte asegúrate de incorporar los siguientes alimentos esenciales para calmar el hambre a diario.

1. Glucosinolatos

Los glucosinolatos son los componentes benéficos de los alimentos de origen vegetal, principalmente las crucíferas, que son verduras como el brócoli, la col, las coles de Bruselas y la col rizada, col silvestre o *kale*, todas ellas muy populares tanto por sus beneficios para la salud como por su versatilidad para las recetas. Como estas verduras están cargadas de fibra y nutrientes, tienden a llenarnos más que los alimentos ricos en carbohidratos. Además, pueden evitar que comas en exceso a corto y largo plazo para favorecer la pérdida de peso y también ofrecen grandes ventajas en la protección contra enfermedades graves, incluyendo el cáncer. Así que, si estas son de las verduras que no te gustan, ¡ten cuidado! Podrías estar dejando de lado una gran forma de nutrirte.

Cuando comes estas verduras, los microbios descomponen sus glucosinolatos en unos compuestos llamados metabolitos que combaten la inflamación, aceleran el metabolismo y ponen en marcha reacciones enzimáticas para proteger a las células de posibles daños (en el cap. 3 vimos que los metabolitos también imitan a las hormonas del hambre o la saciedad). Los glucosinolatos también actúan como antibióticos naturales que ayudan a prevenir infecciones bacterianas, virales y fúngicas.

Las verduras que contienen glucosinolatos y que se encuentran con facilidad en los supermercados son:

Arúgula
Acelga china (*bok choy*)
Brócoli
Coliflor verde
Broccolini (bimi)
Coles de Bruselas
Col
Coliflor
Col silvestre
Rábano picante
Col rizada o col silvestre (*kale*)
Mostaza parda

Rábanos

Colinabo

Nabo

Berros

2. Polifenoles

Crecí en una cultura que hacía hincapié en la medicina ayurvédica, uno de los sistemas de curación holística (de todo el cuerpo) más antiguos del mundo. Una parte de esta se centra en la nutrición y en las dietas curativas especiales. Muchos de los alimentos que se utilizan de forma regular en la tradición alimentaria ayurvédica son ricos en polifenoles, compuestos orgánicos benéficos que se encuentran en distintos alimentos, en particular en las frutas y los vegetales.

Docenas de compuestos de polifenol existen de forma natural en varios alimentos y cada uno tiene un impacto particular en nuestra salud. Cuando era niña, se utilizaban alimentos ricos en polifenoles, como el clavo, para curar problemas digestivos, proteger el cerebro y mejorar el metabolismo. Otros alimentos ricos en polifenoles que se utilizan en la medicina ayurvédica son frutos rojos, granadas, vegetales de hojas verdes, frutos secos y distintos tipos de hierbas.

La mayoría de nosotros sabe de los antioxidantes y su relevancia para limpiar nuestro torrente sanguíneo y las vías neuronales de las toxinas que acumulamos durante el día. Los polifenoles son un subconjunto de los antioxidantes y tienen una serie de efectos en el cuerpo cuando se incluyen en la alimentación. Por ejemplo, algunos polifenoles se encargan de mantener la piel sana, mientras que otros favorecen la salud intestinal y refuerzan el sistema inmunitario.

Los polifenoles también son fundamentales para controlar el hambre, el apetito y los antojos. De entrada, favorecen el crecimiento de bacterias benéficas y combaten a las dañinas. Esto mejora la diversidad intestinal lo que, a su vez, ayuda a normalizar el hambre y el apetito. Además, favorecen la liberación de hormonas de la saciedad producidas por las células del intestino.

También pueden reducir y controlar los niveles de azúcar en sangre, lo que ayuda a combatir el hambre y los antojos. Ayudan a producir insulina, la hormona que le indica al organismo utilizar la glucosa de forma eficaz. Esta acción benéfica puede ayudar a prevenir la resistencia a la insulina, esa temida enfermedad en la que el cuerpo no responde adecuadamente a esta hormona.

Si quieres cambiar tu alimentación y empezar a comer de forma más nutritiva, una forma excelente de empezar es aumentar el consumo de polifenoles. Entre los alimentos ricos en polifenoles están:

Aguacate

Frutos rojos

Brócoli

Cerezas

Chiles

Cítricos

Café

Linaza

Chocolate oscuro

Ajo

Legumbres

Mangos

Frutos secos en todas sus variedades

Aceitunas

Cebolla

Orégano y también muchas otras hierbas y especias (si pueden ser orgánicas, mejor, para evitar los residuos de pesticidas)

Calabaza

Espinaca

Té, todos los tipos, en especial té verde

TRITURADOR DE ANTOJOS:
el remedio de oler menta

Rica en polifenoles, la menta puede calmar los antojos cuando la hueles, por lo que podrías terminar no comiendo esa golosina. Esto ocurrió cuando, en un estudio de 2008 de la Universidad Jesuita de Wheeling, en Virginia Occidental, y publicado por la revista *Appetite*, los sujetos inhalaron esencia de menta cada dos horas durante cinco días. En cada una de esas ocasiones, ingirieron unas 360 calorías diarias menos en comparación con los días que no inhalaron menta.

¿Por qué el aroma de la menta aplacaba los antojos con tanta eficacia? Los científicos aún no saben la respuesta, pero quizá tenga que ver con el hecho de que el olor de la menta es conocido por mejorar el estado de ánimo. Un mejor estado de ánimo podría reducir el deseo de consumir alimentos reconfortantes ricos en calorías, lo que evitaría sucumbir a los antojos.

Hay varias formas de experimentar los beneficios de la menta. Ten siempre a la mano ramitas de menta fresca, prepara un té de menta o aplica unas gotas de aceite esencial de menta en un algodón y disfruta de inhalaciones profundas de manera periódica a lo largo del día. También puedes utilizar aceite esencial de menta en un difusor. Ahora, también son populares los collares de aromaterapia que esparcen aceites esenciales a tu alrededor durante todo el día.

3. Aminoácidos supresores del apetito

Ya hablamos de cómo el consumo de proteínas en las comidas puede saciarte más rápido que el de carbohidratos simples, como el pan y la pasta. Una de las principales razones son los aminoácidos que se encuentran en las proteínas. Quizá hayas leído sobre los aminoácidos en alguna revista sobre vida sana, los hayas visto en el pasillo de suplementos alimenticios de la farmacia, o hayas escuchado que los mencionaban en un anuncio.

Pero ¿para qué sirven exactamente? En términos sencillos, los aminoácidos son los componentes básicos de las proteínas y contribuyen a muchas de las funciones vitales del organismo, desde la digestión hasta la formación de músculos y la quema de grasas. También son inhibidores naturales del apetito. De hecho, una reseña de 2009 publicada en *The American Journal of Clinical Nutrition* informó que las proteínas y aminoácidos son más potentes que los carbohidratos y las grasas para promover la sensación de saciedad a corto plazo en animales y humanos. Por ello, la ingesta de aminoácidos te proporcionará la sensación de saciedad y te ayudará a dejar de comer en exceso.

Ciertos aminoácidos sacian el hambre con mayor velocidad que otros, según varios informes publicados en *Nutrients* y otras revistas. A continuación, te presento estos aminoácidos y las fuentes de donde se obtienen:

Arginina y lisina. Según investigadores de la Universidad de Warwick, en Inglaterra, los alimentos ricos en arginina y lisina pueden controlar tu apetito de manera poderosa. En este estudio de 2017 se descubrió que unas neuronas llamadas tanicitos intervienen en el control del apetito. Tras exponer a los tanicitos del tejido cerebral de ratones a estos dos aminoácidos, descubrieron que estas células liberaban señales de saciedad al cerebro ¡en tan solo treinta segundos! Este hallazgo sugiere que comer más lisina y arginina puede apagar tu interruptor del hambre. El estudio se publicó en la revista *Molecular Metabolism*. Algunos de los alimentos ricos en estos aminoácidos son:

Almendras

Chabacano

Aguacate

Carne de res

Pollo

Lentejas

Ciruelas

Carne de cerdo

Fenilalanina. De todos los aminoácidos, este parece ser el inhibidor del apetito más potente. Lo hace al controlar la liberación de la colecistoquinina, una hormona intestinal que envía señales de saciedad al cerebro después de comer. También hace que el proceso digestivo se lleve a cabo a una velocidad menor, lo cual provoca una disminución natural del apetito. Algunos alimentos ricos en fenilalanina son:

Frijoles

Carne de res

Pollo

Pescado

Leche

Frutos secos

Semillas

Camotes

Tofu

Granos enteros

Tirosina. La tirosina funciona como un inhibidor del apetito a un nivel moderado, ya que también desencadena la producción de colecistoquinina. Además, estimula la producción de ciertas hormonas que intervienen en la aceleración del metabolismo y la quema de grasa. También es el principal componente de la dopamina, que interviene en el hambre y los antojos (ver «Alimentos que favorecen la dopamina» en la p. 138). La falta de tirosina puede llevarnos a comer en exceso debido a nuestras emociones y a la depresión. Algunos alimentos ricos en tirosina son:

Plátanos

Frijoles y lentejas

Queso

Huevos

Pescado

Cerdo

Aves

Ciruelas pasas

Semillas

Espirulina

Triptófano. Este aminoácido suprime el apetito de manera tanto directa como indirecta. De manera directa, lo hace elevando el nivel de serotonina, que, a su vez, envía una señal al hipotálamo para iniciar la sensación de estar lleno y reducir tu apetito. De manera indirecta, el triptófano funciona como la fenilalanina al enviar una señal a los intestinos para que liberen colecistoquinina a la sangre, provocando que te sientas lleno. Algunos alimentos ricos en triptófano son:

Frijoles

Carne de res

Huevos

Leche

Frutos secos

Avena

Carne de cerdo

Aves

Semillas

Tofu

Leucina. Este aminoácido ayuda a mantener la masa muscular magra y también activa la sensación de estar lleno; además, sus efectos en la pérdida de peso son muy potentes. En un estudio publicado en *Diabetes, Metabolic Syndrome, and Obesity: Targets and Therapy,* los participantes bajaron el doble de peso cuando tomaban suplementos de leucina junto con vitamina B6, en comparación con quienes tomaron un placebo. Algunos alimentos altos en leucina son:

Carne de res

Queso *cottage* (requesón)

Huevos

Lentejas

Semillas de cáñamo

Alubias chicas

Avena

Cacahuates

Carne de cerdo

Semillas de calabaza (pepitas)

Espirulina

Atún

4. Alimentos que favorecen la dopamina

Los neurotransmisores, incluyendo a la dopamina, están entrelazados con las hormonas del hambre y de la saciedad. Recuerda que la dopamina estimula los centros de recompensa y placer del cerebro, lo que puede influir tanto en el estado de ánimo como en la ingesta de alimentos. La dopamina también suele denominarse la «molécula motivadora» porque es la responsable de enviarle señales al cerebro para impulsar el comportamiento.

Si bien es cierto que los alimentos ricos en azúcares y grasas (la comida chatarra) elevan los niveles de dopamina, tienen un efecto rebote. Estos mismos alimentos pueden aumentar tu apetito, haciendo que comas en exceso y que subas de peso a la larga. Entonces ¿hay alimentos que pueden aumentar la dopamina, pero sin el efecto rebote? Sí, ¡las proteínas!

Este hecho salió a la luz por primera vez en una edición de 2014 del *Nutrition Journal*, en la que los investigadores compararon los efectos de saciedad de desayunos ricos en proteínas (que contenían 35 g de proteína animal de alta calidad) frente a desayunos con cantidades normales de proteína (13 g) y frente a no desayunar nada en chicas adolescentes con sobrepeso y obesidad. El resultado fue que el desayuno alto en proteínas es el más eficaz para frenar los antojos después de las comidas y aumentar los niveles de dopamina.

Este estudio fue el primero en demostrar que la dopamina aumenta después de comer proteínas y, como señalé anteriormente, las proteínas contienen una gran variedad de aminoácidos, muchos de los cuales son componentes básicos de la dopamina. Por lo tanto, comer más proteínas es una forma saludable de aumentar la producción de dopamina.

Entonces, ¿qué debes comer si deseas aumentar tus niveles de dopamina? Entre las mejores opciones, están los alimentos ricos en tirosina, el aminoácido precursor de la dopamina, presente en el pollo, el pescado y la carne magra de res. Cuando se trate de proteínas animales, siempre que sea posible, escoge productos orgánicos de libre pastoreo, sin hormonas ni antibióticos y, en el caso del pescado, que no sea de criadero.

En general, creo que nuestra sociedad come demasiadas proteínas animales. A mis pacientes les aconsejo que sigan una dieta basada en alimentos de origen vegetal el 90% de las veces. Entre los alimentos vegetales que dan un gran impulso a la dopamina están los frutos secos y las semillas, sobre todo almendras crudas, pepitas de calabaza, nueces de Castilla, chía y semillas de cáñamo.

Los alimentos ricos en compuestos de azufre también ayudan a liberar dopamina. Así que incluye en tu dieta col forrajera, coles de Bruselas, col, coliflor, *kale*, cebollas, ajo y cebollín; así como los alimentos con folato, por lo tanto, querrás incluir en tu comida un puñado saludable de verduras de hoja verde, brócoli, coliflor, garbanzos, frijol negro, papaya y lentejas. El chocolate oscuro también es un bocadillo saludable para aumentar los niveles de dopamina. Este superalimento no solo aumenta los niveles de dopamina, sino que también ayuda a incrementar la serotonina.

Come un puñado de arándanos azules *(blueberries)* y fresas la próxima vez que necesites motivación. Estos deliciosos frutos rojos son ricos en antioxidantes que han demostrado proteger las principales áreas del cerebro que controlan la producción de dopamina.

5. Ácidos grasos omega-3

Estas asombrosas grasas deberían estar en tu dieta de forma rutinaria porque forman parte de cada célula de tu cuerpo y también contribuyen a reforzar tu sistema inmunitario, favorecen la salud de tus pulmones y vasos sanguíneos, y ayudan en la producción de hormonas.

Como ya vimos, el apetito se regula a través de complejos mecanismos neuronales y hormonales que intentan mantener la homeostasis en el cuerpo (es decir, mantener las cosas iguales). Ahora, cada vez más investigaciones ponen en relieve la fuerza con que estas grasas apoyan este sistema regulador para potenciar la saciedad. En un estudio publicado en *Appetite*, las personas con obesidad y sobrepeso se sentían saciadas antes cuando ingerían comidas que contenían grasas omega-3.

Al respecto, un estudio publicado en el *European Journal of Clinical Nutrition* arroja luz al respecto. Resulta que las grasas omega-3 aumentan los niveles de leptina, la hormona del «ya me llené» en sujetos con obesidad. El mismo estudio observó que estas poderosas grasas incrementan los niveles de adiponectina, la hormona encargada de regular los niveles de glucosa y descomponer las grasas en ácidos grasos para utilizarlos como combustible.

Los ácidos grasos omega-3 también inhiben el apetito de otra manera, al estimular la liberación de la hormona intestinal de la saciedad, la colecistoquinina.

¿Qué significa todo esto? ¡Que las grasas omega-3 son potentes domadoras del apetito! Entre los alimentos ricos en ácidos grasos omega-3 están los siguientes:

- ◆ Aceite de algas (es una de las mejores fuentes veganas de omega-3 DHA, mi grasa omega-3 preferida).
- ◆ Huevos enriquecidos con omega-3.
- ◆ Pescado (en particular anchoas, arenque, trucha de lago, salmón y sardinas). El pescado puede contener una canti-

dad excesiva de mercurio, residuos de pesticidas y otras toxinas dependiendo de su procedencia. Asegúrate de elegir pescado silvestre y orgánico siempre que puedas.

◆ Frutos secos y semillas (linaza, nueces de Castilla, cremas de frutos secos y chía).

◆ Otras fuentes de origen vegetal como la espirulina, las espinacas, las lentejas rojas y las alubias chicas.

◆ Aceites vegetales (aceite de linaza y de canola). Son preferibles los aceites prensados en frio.

6. Todas las presentaciones de fibra.

Espero que no te estés cansando de que hable de la fibra (¡seré breve!), pero es ultraimportante para regular el hambre y la saciedad. Lo mejor es comer las siguientes formas de fibra a diario.

La fibra soluble se disuelve en el agua y se convierte en una sustancia parecida al gel durante la digestión, lo que ayuda a desacelerar el proceso y hacer que te sientas lleno. Las mejores fuentes de fibra soluble son:

Manzanas

Aguacate

Frijoles negros

Brócoli

Camote

La fibra insoluble no se descompone en el sistema digestivo, sino que ayuda a desplazar los alimentos por el estómago y los intestinos. Es como una aspiradora para tu aparato digestivo. Las mejores fuentes de este tipo de fibra son:

Salvado

Coliflor

Ejotes

Nueces de Castilla

Cereales integrales

La fibra prebiótica motiva el crecimiento de bacterias benéficas (probióticos) en tus intestinos, lo que, a la larga, ayuda a calmar los antojos de azúcar y a mantener tu hambre bajo control. Las mejores fuentes son:

Espárragos

*Plátano

Raíz de achicoria

*Ajo

Alcachofa de Jerusalén

*Poro

*Cebolla

Prácticamente cualquier verdura

*Trigo

Notarás que puse un asterisco junto a cinco alimentos prebióticos. Los señalo con mención honorífica porque contienen unos compuestos naturales llamados fructanos tipo inulina, un tipo especial de fibra prebiótica que otorga beneficios para la salud mediante alteraciones en el microbioma. En 2019, en un estudio publicado en *The American Journal of Clinical Nutrition*, los participantes que aumentaron estas fibras en su dieta experimentaron mayor saciedad y menos deseo de consumir alimentos dulces, salados o grasosos y, de hecho, se les antojaron las verduras ricas en inulina. ¡Más razones para consumir fibra prebiótica!

Añade alimentos fermentados

Los alimentos fermentados son, en definitiva, una opción saludable para ti, como lo mencionamos antes, porque contienen compuestos probióticos que proveen protección a tu sistema digestivo. Un estudio de la Universidad de Stanford, publicado en la revista *Cell*, confirmó este hecho. En él se observó que una dieta rica en alimentos fermentados crea un microbioma diverso y reduce la inflamación crónica. Este estudio es un antecedente de cómo un simple cambio en tu alimentación puede modificar tu microbioma de manera positiva.

El yogur —uno de los gigantes entre los alimentos fermentados— se ha estudiado de manera detallada por su efecto en la saciedad. Un informe de 2015 en la revista *Nutrition Reviews* observó que beber leche y comer yogur aumenta la concentración en la circulación de dos importantes hormonas supresoras del apetito: el péptido similar al glucagón-1 (GLP-1) y PYY.

Producido en el intestino, el GLP-1 regula tu apetito, en especial después de comer. Debido a que reduce el hambre después de ingerir alimentos, si tu cuerpo produce esta hormona en menor cantidad, es posible que comas en exceso.

También ten cuidado con las dietas; hacerlas se ha relacionado con una disminución del GLP-1. Cuando descienden los niveles de esta hormona, tu apetito puede aumentar y podrías recuperar los kilos qua bajaste. Esta es otra razón por la que las dietas tradicionales no funcionan bien.

El PYY es otra hormona que regula el hambre y distrae del deseo de comer. Para cualquiera que batalle con el hambre excesiva, puede ser muy provechoso activar estas hormonas de forma natural. Así que ¡por favor, pasen el yogur!

Por mi parte, siempre intento incluir yogur y alimentos fermentados en mi alimentación, basándome en todo lo que se sabe sobre los beneficios de los probióticos para la salud. Además, estos alimentos tienen sus propios méritos: el chucrut y el *kim-chi* están hechos de verduras, que son muy buenas para ti, y el yogur es una gran fuente de proteína. Disfruto comerlos, porque son fáciles de encontrar e incluir en mi alimentación.

Es hora de que te tomes todo esto en serio y comas alimentos fermentados de manera regular. Aquí te dejo una lista de los alimentos fermentados más comunes que puedes incluir en tu dieta:

Quesos

Queso *cottage* (requesón)

Kéfir (leche búlgara)

Kimchi

Kombucha, baja en azúcar (té fermentado)

Miso

Aceitunas

Pepinillos

Chucrut

Tempeh

Yogur

TRUCO PARA EL HAMBRE:
come nueces, mantente lleno

Desde hace algún tiempo, los científicos saben que comer nueces de Castilla te hace sentir lleno. Pero ¿por qué? Un estudio realizado por científicos del Beth Israel Deaconess Medical Center (BIDMC), afiliado a Harvard, descubrió lo que ocurre en el cerebro para que esto suceda.

Los investigadores reclutaron a diez voluntarios con obesidad para que vivieran en el Centro de Investigación Clínica del BIDMC durante dos sesiones de cinco días. Durante una de esas sesiones, los participantes bebieron licuados diarios que contenían 48 g de nueces (la ración recomendada, según la Asociación Americana de Diabetes). Durante la otra sesión, los participantes bebieron un licuado placebo, nutricionalmente equivalente al primero y con el mismo sabor, pero que no contenía nueces. A los participantes no se les dijo qué licuados recibieron en qué sesión.

Esto fue lo que pasó: los participantes declararon que sintieron menos hambre durante la semana que bebieron los licuados con nueces (lo que no ocurrió con el placebo). Las resonancias magnéticas tomadas en el quinto día de cada sesión le dieron al equipo de investigación una idea clara de por qué ocurrió. Descubrieron que consumir nueces activa un área del cerebro llamada ínsula derecha, asociada a la regulación del hambre y los antojos. En esencia, comer nueces de Castilla cambia la actividad cerebral y disminuye los deseos de comer. Este estudio fue publicado en *Diabetes, Obesity and Metabolism* en 2018. Así que, ¿alguien quiere nueces?

REABASTECE Y POTENCIA TU ALIMENTACIÓN CON LOS SÚPER SEIS

Cada día, el objetivo es consumir al menos un alimento de cada una de las seis categorías. Para ello, asegúrate de consultar las recetas del capítulo 11 porque te ayudarán a comer alimentos de los Súper Seis. Comer más nutrientes de este tipo es el primer paso para reabastecer tu organismo y normalizar tus señales de hambre. Además, aquí tienes algunas formas para disfrutar de estos domadores del hambre y maximizar sus beneficios:

◆ Incluye un poco de col morada en una ensalada para añadir nutrientes, fibra y color.

◆ Asa coles de Bruselas con un poco de aceite de oliva, cómelas como guarnición o enfríalas y ponlas en una ensalada.

◆ Disfruta de una ensalada de col fresca como guarnición.

◆ Sofríe acelga china o mostaza parda de manera rápida para añadirlas a platos orientales.

◆ Sumerge brócoli, rábanos y coliflor crudos en *hummus* o en un *dip* de yogur.

◆ Añade frutas y verduras ricas en polifenoles a tus licuados.

◆ Sazona tus huevos y otros platos con hierbas.

◆ Haz salteados y ensaladas con verduras ricas en polifenoles.

◆ Espolvorea cereales integrales con varios tipos de semillas.

◆ Bebe una taza de té, café o *kombucha* con las comidas para obtener una dosis extra de polifenoles o probióticos.

◆ En lugar de comer postres dulces después de la comida, elige unos cuantos trozos de chocolate oscuro o un tazón de frutos rojos con una cucharada de yogur.

◆ Espolvorea chía en los cereales integrales o en el yogur por la mañana.

◆ Come salmón ahumado con ensalada u hornea filetes de pescado con costra de nuez a la hora de comer.

◆ Esparce algunas nueces de Castilla en tu ensalada o sobre el pollo al horno para tu comida principal.

◆ Añade linaza a la masa de los *hot cakes* o usa aceite de linaza como base para aderezos de ensalada.

◆ En lugar de mayonesa, prepara tu ensalada de atún con aceites ricos en omega-3, como el aceite de linaza para un almuerzo rápido.

◆ Arroja algunos pedazos de aguacate congelado a tus licuados o tritura aguacates para un *dip* de verduras. O mejor aún, embarra aguacate en el pescado para obtener un doble aporte de omega-3.

◆ Por supuesto, prueba tantas de mis recetas como te sea posible ¡todas te ayudarán a calmar el hambre!

Empieza a vivir el paso 1 en serio, centra tus elecciones alimentarias en las comidas enlistadas aquí. Poco a poco y de manera automática, empezarás a llenar tu dieta con más domadores del hambre y menos alimentos procesados y dulces. También te recomiendo que sigas los planes de comida de las páginas 225-229 que te ayudarán a seguir el ritmo de mi programa, así, muy pronto, comer y vivir de esta forma se volverá un hábito positivo y natural.

6

Paso 2: reprogramar

Tengo una gran adicción al azúcar.

—En evidente estado de angustia, Tina, una programadora de 26 años, me contó su historia de debilidad por el azúcar: se comía medio litro de helado; se robaba las galletas sobrantes de los platos de sus hijos; tenía un escondite de m&m's en el trabajo. Estas situaciones eran habituales para ella.

—Mis sentimientos de vergüenza y fracaso me abruman. Me siento casi impotente frente al azúcar. Estoy bastante sintonizada con mi cuerpo y sé que todo esto es el origen de mis problemas gastrointestinales y de mi mala relación con la comida, pero simplemente soy adicta —y seguía—: No pasa un día en el que no me proponga dejar las cosas dulces, pero entonces dan las tres de la tarde y empiezo otra vez. Lo intento con todas mis fuerzas, pero cuando fallo, me siento muy avergonzada. No quiero vivir así, quiero tomar el control.

Tina sentía que el azúcar la dominaba; que tenía un gran poder sobre su vida. ¿Te identificas con ella? Yo sí. Hubo un tiempo, durante mi estancia en el hospital Columbia Presbyterian, en el que todos los días me compraba una bebida de Starbucks; solía ser un moka de menta o un *macchiato* helado de caramelo. Cada vez me decía a mí misma que era solo un capricho para ese día, pero al día siguiente volvía a darme el mismo capricho. Recuerdo el contenido de azúcar de esas bebidas y no puedo creer que haya ingerido 200% de mi dosis diaria ¡en UNA SOLA bebida!

De lo que no me daba cuenta en ese momento, ni tampoco Tina, es que el azúcar puede afectar al cerebro de forma muy parecida a la cocaína (como lo mencioné en el cap. 1), activando los mismos centros de recompensa que esta peligrosa droga. No es de extrañar, entonces, que muchas personas sean adictas al azúcar y que no puedan parar con solo una porción de la comida dulce. Lo que complica las cosas es que el azúcar de los alimentos lleva a tus niveles de azúcar en sangre por un paseo en una montaña rusa que te regresa a donde empezaste y que hace que comas todavía más de la comida en cuestión. Es un paseo horrible y veo a mucha gente luchar contra ello.

Pero ¿son reales las adicciones a los alimentos, incluida la adicción al azúcar como la de Tina? Yo creo que sí. La ciencia respalda mi opinión. En estudios con animales y humanos, se descubrió que el azúcar produce muchos efectos parecidos a los de las drogas: atracones de comida, antojos, tolerancia, abstinencia, recompensas y subidas. Los científicos ampliaron esta investigación y encontraron que la exposición continua a las comidas «hiperapetitosas» —esos alimentos azucarados, grasosos, salados, con un punto de máxima satisfacción perfecto— reconfiguran el centro de recompensa del cerebro para que deseemos más y más alimentos adictivos.

Las adicciones alimentarias también se han extendido de manera considerable. Un informe de 2013 en *PLOS One* evaluó la prevalencia de la adicción a la comida en 652 hombres y mujeres, mediante un instrumento conocido como Escala de Adicción a la Comida de la Universidad de Yale. Los investigadores descubrieron que

◆ Aproximadamente una de cada 20 personas (el 5% de la población) cumple con los criterios de adicción a la comida.

◆ Un gran número de personas son casi adictas, lo que significa que no cumplían todos los criterios para una adicción alimentaria, pero mostraban una fuerte relación entre la comida y una conducta adictiva.

◆ Aquellas personas con una verdadera adicción a la comida pesaban más y tenían un porcentaje de grasa más alto que quienes no la tenían.

◆ Las mujeres eran más propensas a las adicciones alimentarias que los hombres.

En pocas palabras, ya sea un combo de hamburguesa con queso y papas o pastelitos llenos de azúcar, cualquier comida procesada altamente apetitosa puede reprogramar el mecanismo de recompensa del cerebro para que queramos más y más, de manera muy parecida a lo que les sucede a las personas que ansían las drogas o el alcohol.

ESPERA, tengo un secreto que contarte. Bueno, no es un secreto en el mundo de la neurociencia, pero sí lo es para todos los que lidiamos con el hambre y los antojos. Seguimos en la ignorancia porque nadie nos ha enseñado gran cosa sobre la relación entre la comida y el cerebro. El secreto es que es completamente posible reprogramar el cerebro para que desee —y anhele— alimentos nutritivos y sanos.

La razón por la que tu cerebro puede reprogramarse está relacionada en gran medida con su neuroplasticidad, la capacidad de tu cerebro para cambiar y adaptarse en función de la experiencia. El término «neuroplasticidad» no quiere decir que el cerebro sea como el plástico. Más bien, «neuro» describe a las neuronas, las células que son los elementos esenciales del cerebro y el sistema nervioso y «plasticidad», se refiere a la capacidad del cerebro de verse moldeado por las experiencias, o su maleabilidad.

La neuroplasticidad es la base de la formación de hábitos. De forma natural, tu cerebro forma vías neuronales con base en lo que haces regularmente. Si comes mucha comida chatarra, por ejemplo, tus vías neuronales te llevarán a comer papas fritas mientras ves la televisión, o a comer un postre todas las noches después de cenar, o a comer un dulce a mediodía en el trabajo. Así, en poco tiempo y de manera inconsciente, el mal hábito se vuelve la vía predeterminada y tu cerebro, que busca ser eficiente, solo utiliza la vía más fácil y conocida. De la mano de este comportamiento repetitivo, tu cerebro se acostumbra tanto a los alimentos procesados, que empiezas a desearlos.

Gran parte de este comportamiento habitual tiene que ver con la dopamina, algo de lo que hablaré con más detalle más adelante. Algo que resulta interesante es que los hábitos no se crean de la misma manera. Son los comportamientos que producen más dopamina los que crean más hábitos; uno de los principales mecanismos por los que surgen las adicciones. Por ejemplo, fumar desencadena una gran liberación de dopamina; no hacen falta muchos cigarros para que te vuelvas adicto. Comer azúcar también provoca una explosión de dopamina. Compara estos hábitos, por ejemplo, con usar hilo dental, que no produce tal aumento de dopamina.

Aun así, puedes cambiar tus hábitos alimentarios —e incluso equilibrar la liberación de dopamina— para frenar tu consumo de azúcares y comida chatarra y, en su lugar, empezar a comer alimentos más sanos, como frutas y verduras, de forma regular. Al hacerlo más seguido, sustituirás las vías neuronales problemáticas por otras nuevas, liberándote de los malos hábitos alimentarios arraigados. Así, elegir alimentos sanos se convierte en un hábito natural y lo haces de manera automática.

Fue después de terminar mi internado y tres años de trabajo clínico que me di cuenta de todo lo que había detrás de la neuroplasticidad. Una vez que se me prendió el foco, pude revisar mis hábitos y transformar mi salud, mi mente y mi forma de vivir por completo. Fui capaz de transformar mi cerebro y tú también puedes hacerlo.

Con el paso 2, reprogramarás tu cerebro para que te inclines de forma natural hacia preferencias alimentarias mejores y más satisfactorias. El proceso implica diversas estrategias sencillas que puedes poner en práctica de inmediato. Sigue leyendo para descubrir a qué me refiero.

PROGRAMAS DE REFORZAMIENTO
INTERMITENTE

Regresemos a nuestra vieja amiga la dopamina, la sustancia química cerebral responsable del placer, la motivación, el impulso, los antojos y el movimiento. El doctor Andrew Huberman, en su pódcast *How to Increase Motivation and Drive*, del cual hablamos en el capítulo 1, explica que tu cuerpo y tu cerebro tienen niveles base de dopamina; es decir, la cantidad que está presente todo el tiempo. Tu línea base es importante para regular cómo te sientes, si estás de buen humor, si te sientes motivado e impulsado y si encuentras placer en diversas actividades.

También experimentas incrementos de dopamina por encima de tu línea base, que pueden verse estimulados por diferentes factores, buenos y malos. Cuando experimentas placer con actividades como el sexo, la ingesta de alimentos azucarados, apostar, consumir drogas o, incluso, el ejercicio físico intenso, puede producirse un pico de dopamina. Estos incrementos encienden los centros de placer del cerebro, enviando señales que indican que lo que se está haciendo en ese momento —correr, comer, hacer el amor y demás— es placentero, y nos alientan a hacer estas cosas más seguido.

Nuestro sistema dopaminérgico, con sus líneas base y sus incrementos, es un vestigio evolutivo de la época de nuestros ancestros cazadores-recolectores. Hace millones de años, los primeros humanos necesitaban saber qué tipo de alimentos buscar y qué animales cazar. Todos estos deseos primarios estaban impulsados por la dopamina y permitieron a los primeros humanos sobrevivir en la naturaleza y transmitir sus genes. En esencia, sin la dopamina en el cerebro de los primeros humanos, no estaríamos aquí el día de hoy. Es por eso que podemos decir que el sistema dopaminérgico es un mecanismo de supervivencia que ha permitido que la especie humana se desarrolle.

Sin embargo, la dopamina también es una de las razones por las que la comida se vuelve adictiva. Los azúcares y las grasas son dos sustancias que afectan la producción de dopamina en el cerebro; ambas pueden ser adictivas por sí solas y son de lo más potentes cuando se combinan, como ocurre con los alimentos procesados (recuerda que antes hablé de las formas en las que la industria diseña los alimentos para que sean adictivos). Otros estimulantes, como el alcohol y las drogas, también pueden influir en este neurotransmisor.

A medida que tu cuerpo produce más dopamina en respuesta a la entrada de azúcares y grasas —estos son los incrementos a los que me refiero—, la dopamina empieza a descender por debajo de la línea base. Esto no es bueno, ya que el cuerpo necesita mantener este nivel para los impulsos básicos, la motivación y la locomoción. Cuando la dopamina desciende por debajo de su línea base, empezamos a comer más y a necesitar más alimentos chatarra para sentirnos como cuando empezamos a comerlos, o para sentir ese incremento de dopamina (ten en cuenta que las adicciones a las drogas y al alcohol funcionan de manera similar). En resumen, el cuerpo desarrolla tolerancia, la adicción se afianza y empiezas a desear más azúcares o grasas, o ambas.

Pero ahora viene lo bueno: puedes acabar con una adicción a la comida alcanzando incrementos saludables de actividad dopaminérgica por medio de conservar tu línea base. La pregunta es: ¿cómo?

La clave está en una práctica llamada programas de reforzamiento intermitente. Resulta que esta es la forma principal en la que los casinos te mantienen apostando (a veces ganas y otras no), en la que un interés amoroso potencial te mantiene atraído, o en la que las redes sociales te motivan y atrapan ofreciéndote *likes*. Todas estas situaciones proporcionan un golpe de dopamina.

Estos ejemplos destacan las aplicaciones más negativas de los programas de reforzamiento intermitente, pero también tiene usos positivos. Por ejemplo, puedes aprovecharlos para ponerle un alto a los antojos de comida chatarra, porque los programas de reforzamiento intermitente pueden reprogramar tu cerebro para que no estés deseando comida chatarra o dulce de manera constante, o para que no sucumbas a patrones adictivos con los alimentos que te gustan.

Esto funciona porque, de hecho, la dopamina fluye con mayor facilidad cuando los reforzadores, como trozos de chocolate oscuro o una galleta, son intermitentes y aleatorios. Por ejemplo, no comes un rol de canela cada vez que ves uno, sino en momentos intermitentes y arbitrarios. El método de reforzamiento intermitente es muy fácil de incorporar a tu vida y constituye una parte clave de mi técnica 3-2-1 que explicaré a continuación.

PRACTICA MI TÉCNICA 3-2-1

Esta técnica combina los programas de reforzamiento intermitente con ciertas estrategias que se utilizan en la terapia cognitivo-conductual (TCC), una forma de terapia psicológica que funciona de manera eficaz para una serie de problemas, como la depresión, la ansiedad, las adicciones, los trastornos alimentarios y las enfermedades mentales graves, por mencionar algunos. A diferencia de muchos tipos de terapia, la TCC te ayuda a cambiar formas de pensar inadecuadas o poco útiles. Por ejemplo, aprendes a reconocer las distorsiones de pensamiento que están creando problemas y luego cambias tus patrones para que se ajusten más a la realidad.

Te pongo un ejemplo concreto relacionado con la forma en la que quizá veas la comida: cuando te comes un dulce, ¿cómo sueles sentirte después? ¿Feliz y satisfecho o culpable y avergonzado?

Muchas personas se sienten mal después de comer un chocolate, o algo que consideran prohibido, y se molestan consigo mismas. El proceso de pensamiento es más o menos así: «Comí algo que no debía; por lo tanto, soy una mala persona». Esta reacción es inexacta e irracional; la comida no es un referente moral de tu carácter. Dicho de otro modo, comer algo que no deberías no te hace una mala persona, como tampoco te hace una buena persona comer lo que sí deberías.

La TCC te ayuda a hacer un cambio psicológico en tu manera de pensar con relación a ese alimento en particular, para que comerlo no provoque sentimientos negativos. Al respecto, leí un estudio interesante publicado en la revista *Appetite* en el que se les preguntaba a los participantes con qué asociaban más el pastel de chocolate, si con la culpa o la celebración. Aquellos que dijeron que se sentían culpables después de comer pastel de chocolate tenían más problemas de salud y de motivación que aquellos que asociaban el pastel con la celebración. De hecho, a los que les generaba culpa comer se sentían fuera de control en relación con la comida y decían ser más propensos a comer en exceso.

El problema es que los sentimientos de culpa y vergüenza solo desencadenan otros sentimientos negativos, como impotencia y falta de control, e incrementan la autocrítica. Todas estas respuestas pueden irse acumulando y provocar una baja autoestima, un estado de ánimo deprimido o ansioso, y, por supuesto, más antojos. Por eso es importante disociar los sentimientos negativos de la comida para minimizar los antojos y la TCC te puede ayudar a hacerlo. A continuación, te explicaré cómo funciona esto y te mostraré cómo practicar mi técnica 3-2-1. Asegúrate de leer las instrucciones por completo antes de empezar la técnica para comprender cómo es que los tres componentes se entrelazan y se utilizan en conjunto.

El componente 3. La primera semana, elige tres días —digamos, lunes miércoles y viernes— para disfrutar de un antojo que hayas elegido, como dos cuadros de chocolate oscuro o un par de galletas de avena. La siguiente semana haz lo mismo, pero en tres días distintos, como martes, jueves y sábado. Continúa cambiando el horario cada semana, sin seguir un calendario predecible. Esta falta de fiabilidad proporciona incrementos de dopamina, pero sin disminuir tu línea base. Al añadir el factor de incertidumbre a la misma recompensa o reforzador, mantienes un equilibrio saludable de tus niveles de dopamina. Cuanto mayor sea el nivel de imprevisibilidad de un reforzador, mejor mantendrás tu línea base, producirás incrementos más estables y podrás detener el antojo de comida chatarra y dulce.

El componente 2. Cuando te sientes a comer un antojo, detente un par de minutos para hacer el siguiente ejercicio de TCC.

◆ Reestructura tus pensamientos. En lugar de decir «Qué horror, me odio por comer esto», dite algo agradable; algo que le dirías a tu mejor amigo que está batallando con el deseo por el azúcar. Por ejemplo: «Buen trabajo, Allison, por escoger un antojo que es saludable y nutritivo y no procesado como los de antes. Estás avanzando».

◆ Escribe o responde mentalmente a las siguientes preguntas: ¿qué estás haciendo por tu autocuidado esta semana? ¿Estás priorizando el sueño? ¿Sales a la naturaleza? ¿Tomas decisiones alimentarias saludables? ¿Disfrutas de los amigos y la familia? Cuanto más te centres en las decisiones positivas que estás tomando, más se disiparán los disparadores de tus antojos.

◆ Permítete relajarte antes de comer algo que normalmente te provoca culpa, vergüenza o ansiedad. Libera la tensión de tu cabeza, mandíbula, hombros, y todo el cuerpo, y observa lo revitalizado que te sientes. A continuación, deja ir cualquier sentimiento negativo hacia la comida. Dale la bienvenida como un simple capricho que disfrutarás sin remordimientos. Esta actitud empieza a reprogramar tu cerebro para que piense de forma diferente sobre esa comida.

El componente 1. Siéntate un minuto (sé que parezco una madre regañona, pero cuando se trata de neuroplasticidad, ¡tienes que ser estricto!) y haz lo siguiente:

◆ Una vez que estés relajado, come el antojo. Date permiso de saborearlo. Concéntrate en el sabor, el aroma y la textura. Sigue desconectándote de cualquier pensamiento, en especial aquellos relacionados con el valor moral de la comida.

◆ Anota en tu mente lo que disfrutaste de la comida: sabor, textura, aroma, entorno en el que la degustaste y demás. Esta práctica forja una asociación positiva con la comida, que luego puede reforzarse con la repetición.

Implementé con Tina mi técnica 3-2-1 y también le sugerí que incluyera los Súper Seis del paso 1 a su dieta diaria, para ayudarla todavía más con su adicción al azúcar y comenzar a reprogramar su cerebro. ¿Y adivina qué? Sus ansias por el azúcar disminuyeron de manera notable al cabo de dos semanas. A las cuatro semanas, como con la mayoría de la gente que usa esta técnica, Tina había vencido la adicción y se sentía por completo liberada del control que los alimentos dulces habían ejercido sobre su vida.

Prueba la técnica 3-2-1; necesitarás que tu cerebro piense de forma diferente sobre la comida y frenarás tus antojos de manera sustancial. Aprenderás a centrarte no tanto en lo que crees que no puedes comer, sino en todos los platillos deliciosos que puedes disfrutar y en los alimentos que puedes añadir a tu alimentación en lugar de los que dejas fuera. Entonces, podrás despedirte de los antojos.

TRITURADOR DE ANTOJOS:
dopamina y cafeína

Una forma de equilibrar la dopamina, es decir, de mantener tu línea base y modular tus incrementos, es tomar bebidas con cafeína como café, té o yerba mate con moderación (de una a tres tazas al día, de preferencia antes del mediodía para que tu consumo de cafeína no interfiera con tu sueño).

La cafeína no dispara la dopamina como hacen otros estimulantes (por ejemplo, la nicotina, la cocaína o las anfetaminas); más bien, se ha demostrado que aumenta los receptores de dopamina en las células. Para entenderlo mejor, digamos que los receptores son como candados, mientras que las sustancias que se unen a ellos —en este caso, la dopamina— son las llaves de dichos candados. Entre más receptores de dopamina haya, más dopamina podrá llegar a las células para hacer su trabajo. Hace falta más investigación al respecto, pero el hecho de que la cafeína incremente los receptores de dopamina, sugiere que puede ayudarte a balancearla y a calmar los antojos.

Posdata: el café es un inhibidor moderado del apetito. Uno de sus componentes es un grupo de antioxidantes vegetales llamado ácidos clorogénicos que pueden ayudar a disminuir el hambre. También contiene hormona inhibidora del hambre PYY que se libera en las células sanguíneas del revestimiento del intestino delgado y del colon, donde se pone a trabajar para ayudarte a sentir lleno y saciado.

AJUSTA TU CONDUCTA ALIMENTARIA
POCO A POCO

Para ser sinceros, no llegamos a este mundo amando las papas a la francesa y odiando, por ejemplo, un delicioso camote horneado, sino que, con el tiempo, nos condicionaron para preferir alimentos altamente procesados y ultra apetitosos. Esta es una conducta aprendida que se refuerza cuando comemos dichos alimentos de forma repetida. Pero, como expliqué en el capítulo 4, cualquier conducta que se aprende, puede desaprenderse. Podemos entrenar a nuestros cerebros a desear alimentos sanos en lugar de preferir los menos saludables.

En un estudio piloto publicado en la revista *Nutrition & Diabetes*, un grupo de científicos demostró que modificar tus conductas alimentarias puede cambiar la manera en que tu cerebro reacciona a distintos alimentos. En el experimento, dividieron a 13 participantes con sobrepeso y obesidad en dos grupos: un grupo de control y otro experimental. Al inicio del estudio, a los dos grupos se les realizaron estudios de imagen para registrar la actividad cerebral que se producía al mostrarles algunas fotos de distintos alimentos.

Luego, el grupo experimental participó en un programa de intervención conductual. Se les asignó un menú de raciones controladas que consistía en alimentos sanos, ricos en fibra y proteínas (con densidad nutricional alta) y que estaba diseñado para evitar el hambre y los antojos. También participaron en sesiones de grupo de apoyo. Por su parte, el grupo de control simplemente continuó con su forma habitual de comer.

Al cabo de seis meses, las personas del grupo experimental habían perdido en promedio 6 kg, mientras que el grupo de control había bajado unos 2 kilogramos.

Ambos grupos fueron examinados de nuevo, mientras los investigadores mostraban a los participantes fotos de alimentos ricos en nutrientes, como un sándwich de pavo, y alimentos ricos en calorías, como papas a la francesa. Compararon cómo respondían a estas fotos los cerebros de los distintos grupos, sobre todo en un área asociada al sistema de recompensa del cerebro. Recuerda que otros estudios mencionados en este libro han mostrado que los alimentos altos en calorías, grasosos y dulces activan el centro de recompensa del cerebro y es por eso que se te antojan estos alimentos.

Pero en este experimento, los resultados de los segundos análisis revelaron que ver las fotos de la comida saludable hacía que se encendieran los cerebros de las personas en el grupo experimental. De hecho, los investigadores observaron menos actividad en el cerebro de los participantes cuando se les mostraba comida chatarra y más actividad cuando se les mostraban alimentos nutritivos. Esto no ocurrió del mismo modo con el grupo de control.

En conclusión, al grupo experimental ya no se le antojaban alimentos como las papas a la francesa, de acuerdo con lo que mostraban los análisis de su cerebro; ¡lo que deseaban era la opción saludable!

Incluir alimentos nutritivos y llenadores en tu dieta de manera gradual, como los Súper Seis nutrientes enumerados en el paso 1, es otra forma de reprogramar tu cerebro para que poco a poco te sientas menos tentado por la comida chatarra, procesada o rápida. Recuerda que los planes de comidas del capítulo 10 te ayudarán a conseguirlo.

TRITURADOR DE ANTOJOS:
piensa en la comida chatarra de forma diferente

Intenta este experimento de los investigadores de la Universidad de Oregón, publicado en la revista *Appetite*, que ayuda a la gente a ver su comida chatarra favorita desde una perspectiva negativa. Los investigadores pidieron a los participantes que probaran una o más de las siguientes estrategias.

1. Imagina que te sientes muy lleno.
2. Céntrate en los resultados negativos de comer ese alimento (como dolor de estómago o aumento de peso).
3. Recuerda que puedes dejar esa comida para más tarde.
4. Imagina que algo malo le sucedió a la comida (como que le estornudaron encima).

¿Qué crees que pasó? Estas estrategias redujeron los antojos y deseos de comida chatarra de los participantes. La mente es muy poderosa, ¡intenta este experimento y ve qué pasa!

PIENSA EN TI COMO UNA PERSONA
QUE COME DE FORMA SALUDABLE

Otra estrategia simple para reprogramar tu cerebro es pensar en ti como alguien que come de forma sana. Esta mentalidad hace que sea más fácil apegarse a elecciones de comida saludable. Esto lo dice un estudio que se llevó a cabo en Estados Unidos, publicado en el *Journal of Health Psychology*, que observó que cuando la gente intenta llevar a cabo un cambio alimentario, como comer más fruta, y creaba una etiqueta para sí misma —como «frutívoro»— su comportamiento alimentario se adecuaba a esta. Los investigadores dicen que es una cuestión psicológica: cuanto más te identificas con un papel concreto, como el de ser alguien que come de forma saludable, es más probable que empieces a participar en comportamientos relacionados con ese papel, incluida la alimentación sana.

Además, deja de decir «no puedo comer dulces/comida rápida», etc. En lugar de eso, expresa tu preferencia de manera más frecuente como «no como», de forma parecida a los veganos y vegetarianos que dicen «no como carne». Según un estudio publicado en el *Journal of Consumer Research*, se observó que cuando la gente utilizaba las palabras «no como» para describir a los alimentos, era menos probable que escogieran alimentos poco saludables comparados con quienes decían «no puedo».

¿Por qué son importantes estas palabras? Los investigadores creen que decir «no como» te empodera en el sentido psicológico porque implica que la decisión es tuya y que tú tienes el control.

Conforme te conviertas en alguien que de verdad come de manera saludable, empezarás a notar los efectos de los alimentos que eliges; justo después de comerlos y al día siguiente. Por ejemplo, ¿cómo te sientes después de una comida abundante de alimentos grasosos, fritos o demasiado azucarados? Seguramente no tan bien.

Luego, compara esas observaciones con cómo te sientes después de uno o dos días de comer alimentos puros y saludables con un valor nutricional real. Observa tus niveles de energía, la calidad de tu sueño y la claridad de tu pensamiento, entre otros beneficios. Concentrarte en estas buenas sensaciones creará nuevas vías en tu cerebro, las cuales asociarán la salud y la felicidad con comer alimentos integrales y naturales.

TRUCO PARA EL HAMBRE:
sobrevive a la barra del bufet

Casi todos los días, millones de clientes de restaurantes, asistentes a conferencias, estudiantes universitarios, personal de las fuerzas armadas y quizás incluso tú, se sirven en bufets, muchos del tipo «coma todo lo que pueda». Pero pueden ser lugares peligrosos porque, aunque le vengan bien a tu cartera, pueden ser terribles si estás intentando comer de manera sana y estabilizar tu peso. He aquí el truco para sobrevivir a las trampas de un bufet cuando estés por servirte: comienza con una taza de sopa a base de caldo o con una ensalada; cualquiera de las dos te llenará. Continúa amontonando verduras en tu plato, también te llenarán. Disfruta estos alimentos y no te sobrepasarás con las opciones poco saludables.

INTENTA UNA DESINTOXICACIÓN
DE DOPAMINA

Esta es otra herramienta que puedes probar cuando estás intentando reprogramar tu cerebro: una desintoxicación de dopamina. Significa abstenerse de las actividades que producen dopamina durante cierto tiempo con el objetivo de romper el patrón de los comportamientos adictivos, como comer comida chatarra en exceso y volverse adicto a alimentos azucarados, o beber alcohol en exceso, consumir drogas recreativas, apostar, jugar videojuegos, etc. Aunque no hay evidencia científica que respalde este método, tal vez quieras probarlo si estás cansado de la alimentación emocional, de lidiar con demasiados antojos o si solo quieres mejorar tu relación con la comida.

Una aclaración: aunque el término «desintoxicación de dopamina» pueda sugerir lo contrario, no te puedes hacer adicto a la dopamina en sí. Cuando se libera, este neurotransmisor refuerza la conducta o actividad que provocó su liberación en sentido positivo. Esa conducta o actividad se asocia a la liberación de la dopamina, lo que provoca una adicción a esta, no a la dopamina.

Para intentar una desintoxicación de dopamina, tengo varias sugerencias que te ayudarán. En primer lugar, delimita la conducta de la que te quieres desintoxicar, ¿comer demasiados dulces? ¿Acabarte una bolsa de papas en la noche mientras ves televisión? ¿Tomar demasiado alcohol? Tú sabes de qué necesitas desconectarte.

- ◆ Ponle obstáculos a esta conducta. Deshazte de la sustancia perjudicial o, al menos, quítala de tu vista.
- ◆ Establece un lapso en el que no comerás azúcar, dulces, papas fritas u otra comida chatarra. Puede ser una o varias semanas.
- ◆ Dedícate a actividades que te ayuden a distraerte de la conducta que quieres evitar, como leer, llevar un diario, hacer ejercicio, comenzar un nuevo pasatiempo y demás.

Anota cómo te sientes después de desintoxicarte y, con suerte, de reducir tu sensibilidad a la recompensa de la dopamina. Quizá te des cuenta de que tu relación con la comida, con tu cuerpo y con tu vida entera se ha vuelto más sana.

TRITURADOR DE ANTOJOS:
rompe con un mal hábito en un solo paso

Los hábitos, buenos o malos, cumplen una función: permitir que nuestros cerebros se concentren en retos más importantes. Dicho de otro modo, nos ponen en piloto automático para que podamos gestionar nuestra vida con mayor facilidad. Claro, hay hábitos que nos hacen bien, como comer alimentos saludables, hacer ejercicio, usar hilo dental y demás; pero hay otros que son perjudiciales, como fumar, comer comida chatarra, o llevar un estilo de vida sedentario. Son esos hábitos perjudiciales con los que queremos terminar, y hay una forma fácil de hacerlo. Digamos que quieres romper el hábito de comer papas fritas cuando estás viendo la televisión. Si logras romper con ese hábito, avanzarás mucho en el camino para controlar tu hambre y tus antojos, ya que comer comida chatarra solo empeora las señales de hambre.

La clave está en emparejar el mal hábito que queremos cambiar con uno bueno. Empieza concientizándote del mal hábito... ese que quieres romper. Luego, lleva a cabo una conducta positiva de reemplazo de manera inmediata. Por ejemplo, después de comer esas papas fritas, haz algo que consideres positivo, como beber un vaso de agua o comer una manzana, hacer respiraciones profundas o meditar, tomar una caminata en la naturaleza o algo por el estilo. Realizar un hábito bueno después de uno malo adquiere prioridad en tus circuitos neuronales: el mal hábito perderá control sobre ti y empezarás a crear hábitos positivos que te ayudarán a alcanzar tus objetivos de salud.

Así que hay esperanza, y mucha, para acabar con los antojos y la adicción a la comida. Reprogramar tu cerebro para evitar los antojos y acabar con la adicción a la comida es cuestión de conocer cómo funciona tu cuerpo, lo que incluye saber cómo piensa tu cerebro sobre la comida, para luego cambiar sus vías. Practica estas técnicas, alimenta tu cuerpo con los Súper Seis nutrientes del paso 1 y descubrirás que puedes pasar todo el día sin antojos de alimentos que afectan tu salud. Una vez que empieces a elegir alimentos con un valor nutricional real, ¡verás cómo se te antojan!

7

Paso 3: reajustar

E n el otoño de 2021, que fue la primera vez que pude viajar fuera de Estados Unidos en más de un año, a causa de la pandemia, me fui de vacaciones a España con mi amiga Priti. Pasamos cinco días en Mallorca y Madrid, disfrutando de la cultura y comida europeas.

Durante las vacaciones, dejé de lado mis hábitos saludables como comer verduras y evitar los carbohidratos refinados. Tampoco me apegue a mi horario de comer temprano porque en España la gente no hace su comida principal sino hasta las nueve o diez de la noche. Me metí de lleno en la cultura local y la pasé muy bien. Sin embargo, mi proceso digestivo se vio claramente afectado, ¡y no en un buen sentido!

Después de estas increíbles vacaciones, volé de regreso a mi zona horaria habitual. Una vez en casa, me ocurrió algo extraño. La primera semana que regresé, despertaba muerta de hambre, como si fuera la hora de la comida. Intentaba hacer una comida completa temprana a base de frijoles, verduras y arroz, parecidas a las que tomaba en España. Pero en casa, nunca he desayunado tan temprano, ni tampoco tanto; ¡algo no estaba bien! Por lo general, desayuno después de hacer ejercicio. Quizá hayas leído en mi primer libro, *I'm so Effing Tired* (Me siento muy pinche cansado), que yo hago algo que se llama ayuno circadiano (véase

p. 174 de ese libro para más información): evito los alimentos durante un periodo, luego hago ejercicio y después hago mi primera comida a las diez de la mañana.

¡Pero mis vacaciones hicieron que mis señales de hambre se fregaran por completo! Esta experiencia me enseñó que el hambre suele seguir patrones circadianos.

De manera normal, nos sentimos cansados por la noche y nos da hambre a determinadas horas del día. Esto se debe a que nuestro cuerpo tiene un proceso integrado que regula los niveles de sueño, hambre y energía. Se llama ritmo circadiano, viene de las palabras *circa*, que significa «alrededor» y *dies* que significa «día». El ritmo circadiano se repite más o menos cada 24 horas para maximizar los recursos del cuerpo. Compartimos este ritmo con todas las formas de vida sobre la Tierra, desde las plantas hasta los animales, e incluso las bacterias.

El ritmo circadiano es nuestro propio reloj interno que regula los ciclos de sueño y vigilia, controla el hambre, influye en los patrones de actividad de las ondas del cerebro, impacta en la reparación celular y en la liberación de hormonas, y está involucrado en nuestros hábitos de alimentación y digestión. Sin embargo, si eres como la mayoría de las personas, notarás el efecto del ritmo circadiano en tus patrones de sueño. Desde que escribí *Im So Effing Tired*, he recibido cientos de preguntas acerca del ritmo circadiano, sobre todo de cómo afecta al hambre.

Durante miles de años, antes de que se inventara la electricidad, los humanos se despertaban con el sol y se iban a dormir cuando oscurecía. Era un ritmo natural encantador que compartíamos con la naturaleza y que todavía llevamos con nosotros de muchas formas, ya que nuestros relojes internos se configuran con este patrón.

Mi primera experiencia con el ritmo circadiano sucedió hace años, cuando hice mi residencia en el Beth Israel Deaconess Medical Center, en Boston. Estaba ligeramente agotada por mis estudios de Medicina y me acababa de casar, por lo que mi inicio en la residencia fue brutal. Los horarios eran peores que en la escuela y me sentía inusualmente cansada y hambrienta a lo largo de los pesados días de trabajo. Sucede que en Boston oscurece muy temprano varios meses del año. Yo me iba a trabajar a las seis de la mañana y todavía estaba por completo oscuro. Y, ¿adivina qué? Cuando salía del trabajo por las tardes, seguía oscuro como boca de lobo. «¡Sáquenme de aquí!», pensaba. Ahí fue cuando descubrí a la mala cómo el ritmo circadiano estaba alterando mi hambre, antojos, estado de ánimo y energía durante los inviernos oscuros de Boston.

En los últimos años, hemos aprendido mucho sobre el ritmo circadiano y lo que significa para nuestra salud. Por ejemplo, hace tiempo que sabemos que tenemos un reloj interno compuesto por un grupo de neuronas llamado núcleo supraquiasmático (que suena muchísimo como la canción «Supercalifragilisticoexpialidoso» de *Mary Poppins*) que se encuentra en el hipotálamo y que afecta a nuestro ciclo del sueño y vigilia. Pero de lo que no nos habíamos dado cuenta hasta hace poco —y apenas estamos comenzando a comprenderlo— es que hay relojes individuales en cada célula de cada uno de nuestros órganos y que pueden funcionar incluso sin el reloj circadiano central.

Cada célula tiene este reloj interno, independiente del principal que existe en nuestro cerebro. Piensa en todos esos minirrelojes que hay en la piel, los músculos, el tracto digestivo, el corazón y el hígado, todos trabajando a su propio ritmo. Ahora también sabemos que todas las mitocondrias —las fábricas energéticas microscópicas de las células— se relacionan con nuestro ritmo circadiano, y esto influye en la importancia del momento en que comemos, así como aquello que comemos.

Las alteraciones en el ritmo circadiano, o de los genes que lo producen, pueden modificar esta hermosa sincronía al cambiar nuestros patrones de sueño y nuestros horarios de comida de manera constante y al exponernos a entornos adversos que desajustan esos relojes internos. Algunos de estos elementos perturbadores son:

- ◆ Turnos laborales con horarios irregulares que no coinciden con las horas naturales de luz y oscuridad.
- ◆ Acceso ilimitado a distintos alimentos y bebidas apetitosos con alto contenido calórico y su consumo.
- ◆ Patrones alimentarios irregulares.
- ◆ Viajes que se extienden a lo largo de uno o más husos horarios provocando *jet lag*.
- ◆ Un estilo de vida que favorece desvelarse o madrugar.
- ◆ Situaciones de vida estresantes
- ◆ Malos hábitos de sueño, que incluyen un horario de sueño inconsistente, comer o beber muy noche, ver la televisión o mirar pantallas demasiado cerca de la hora de dormir, o no tener un espacio cómodo para dormir (¡hablaremos más sobre estos temas en el próximo capítulo!).

Resulta evidente que la mayoría de estas perturbaciones de la biología circadiana están causadas por la vida moderna y que influyen de manera negativa en nuestras células y en nuestra producción hormonal, donde se incluyen las hormonas del hambre a las cuales, de hecho, no les gustan estas perturbaciones.

Los científicos han aprendido mucho sobre los ritmos circadianos estudiando organismos con genes similares en lo que tiene que ver con el reloj biológico, como las moscas de fruta y los ratones. En 2017, Jeffrey C. Hall, Michael Rosbash y Michael W. Young ganaron el Premio Nobel en Medicina por descubrir los mecanismos moleculares que sustentan estos importantísimos relojes biológicos. En experimentos con moscas de fruta, que tienen genes que corresponden con los de los humanos, aislaron un gen que ayuda a regular el ritmo circadiano. Este gen fabrica una proteína que se acumula en las células durante la noche y luego se degrada durante el día. Todo ello influye en cuándo duermes, en el funcionamiento de tu cerebro y más.

Desde entonces, se han realizado otros hallazgos impresionantes que revelan más cosas sobre la manera en la que el ritmo circadiano regula el hambre. Por ejemplo, cuando se eliminan los genes que controlan el ritmo circadiano, los ratones tienden a volverse obesos y a procesar la glucosa de forma diferente, lo que sugiere que las respuestas de hambre/saciedad en los animales se rigen por el ritmo circadiano. Asimismo, desactivar los genes del reloj en las neuronas AGRP de los ratones, que son el centro de control del hambre y de la saciedad, altera sus patrones de alimentación. De manera normal, los ratones (que son nocturnos) consumen alrededor del 80% de su comida por las noches. Pero los ratones cuyos genes del reloj estaban apagados comían más durante el día, cuando por lo general estarían durmiendo. Entonces ¿ritmo circadiano y hambre? Sí, se controlan incluso al nivel genético de nuestro cuerpo. Para controlar el hambre y los antojos, es primordial reajustar tu ritmo circadiano natural, y de eso trata el paso 3.

¡Tu ritmo circadiano está desajustado!

Si lo está, lo vas a sentir. Acá hay algunas señales características:

- ☛ Hambre y antojos extremos a horas extrañas
- ☛ Dificultad para dormirse o permanecer dormido
- ☛ Somnolencia diurna o durante el trabajo
- ☛ Fatiga o agotamiento
- ☛ Mala concentración
- ☛ Menor estado de alerta

☛ Incapacidad para controlar las emociones y el estado de ánimo
☛ Dolores de cabeza
☛ Molestias digestivas.

CÓMO REAJUSTAR
TU RITMO CIRCADIANO

Sí, puede dar miedo pensar cómo la vida moderna puede alterar nuestro ritmo circadiano y hacer que tengamos un hambre voraz, pero déjame tranquilizarte porque siguiendo los pasos de mi plan, puedes implementar cambios sencillos que te ayudarán a recalibrar tu sistema.

Exponte a la luz matutina

Nuestros relojes circadianos reciben información directa del sol, por lo que una de las mejores formas para reajustar tu ciclo circadiano es exponerte a la luz solar en las mañanas, durante la primera hora después de despertar. Esto ayuda a estimular la producción regular de cortisol para proporcionarte energía para el día.

Aunque el cortisol es más conocido como la hormona del estrés, también interviene en otras funciones, incluida la tarea de despertarte y ponerte en movimiento. El cortisol disminuye a lo largo de la mañana y de las primeras horas de la tarde, luego vuelve a subir un poco a media tarde antes de disminuir de nuevo como preparación para el sueño. La exposición a la luz de la mañana ayuda a preparar el escenario para nuestro ciclo de sueño y vigilia y regula los patrones de sueño.

Intenta exponerte a tanta luz natural como sea posible durante el día. Da un paseo al aire libre durante tu hora de comida o siéntate junto a una ventana por la que entre la luz del sol. Exponerte a la luz del día ayuda a tu cuerpo a despertarse y mantenerse alerta.

Prueba la fototerapia

Usar esta técnica es una gran manera de reajustar tu ciclo circadiano. Puedes comprar un dispositivo para hacerlo, normalmente una caja de luz o una lámpara, pero quizá quieras consultar a un profesional del sueño sobre el nivel de exposición, a qué hora del día, con qué frecuencia y durante cuánto tiempo debes exponerte a estas luces. La terapia con luz brillante, o fototerapia, puede ser una opción excelente para quienes trabajan a altas horas de la noche o a primera hora de la mañana.

Además, puede ser útil para quienes padecen trastorno afectivo estacional, un tipo de depresión que puede aparecer durante los meses de invierno, cuando la exposición a la luz natural es limitada.

Ayuna para reajustar
tu reloj interno

Debido a que la digestión y el metabolismo pueden influir en tu nivel de somnolencia y vigilia, es posible que necesites ajustar cuándo y qué comes. De manera habitual, los animales adaptan sus ritmos circadianos para que coincidan con la disponibilidad de alimentos. Algunas investigaciones demostraron que puedes ayunar hasta 16 horas para ayudar a reajustar tu reloj interno. Si ayunas de este modo, es esencial que te ciñas a horarios de comida regulares, porque una vez que tu cuerpo espera comida a una hora concreta, comer en ese momento ayuda a establecer el ritmo circadiano.

Mi versión del ayuno se llama ayuno circadiano. Siguiendo este método, evitas los alimentos entre las ocho de la noche y las ocho de la mañana, o entre las siete de la tarde y las siete de la mañana, un ayuno de 12 horas. También puedes experimentar grandes beneficios con un ayuno de 14 horas, en cuyo caso tu ventana de ayuno sería de las ocho de la noche a las diez de la mañana. Estos lapsos de ayuno pueden no estar de moda como el ayuno más largo de 16 horas, pero si vamos a reajustar nuestro reloj circadiano, un ayuno de 12 o 14 horas es mucho más flexible, alcanzable y manejable. Una vez que te sientas cómodo con, digamos, un ayuno de 12 horas, puedes intentar ayunar 16 horas dos o tres veces por semana, desde las ocho de la noche hasta el mediodía siguiente.

Algunas pautas adicionales para el ayuno

◆ Realiza la mayoría de tus comidas entre el mediodía y las cinco de la tarde. Procura no comer tres horas antes de dormir y no comas en exceso durante tu ventana de alimentación.

◆ Planea tus comidas y horarios con antelación. Una pauta que yo recomiendo es romper tu ayuno con algo pequeño entre las ocho y las diez de la mañana, comer algo ligero al mediodía y hacer tu comida principal entre las tres y las seis de la tarde, si tu horario te lo permite.

◆ Asegúrate de incluir alimentos con los Súper Seis nutrientes del paso 1 en todas tus comidas. Mis planes de comida (ver capítulo 10) te ayudarán.

◆ Si tienes hambre durante el ayuno, intenta calmarla con algunos de mis trucos para combatir el hambre y los antojos. Además, toma agua o bebidas no calóricas (como café o té). Si no se te quita el hambre, come algo sin azúcar y con 40 calorías o menos, como una cucharada de crema de cacahuate, una rebanada delgada de aguacate o un puñado de frutos secos (por lo general, el ayuno mantiene bajo control las hormonas del hambre, por lo que quizá no sientas hambre en absoluto).

◆ Mantente hidratado durante el ayuno. Bebe de dos a tres litros de agua al día.

◆ Comprueba que vas por buen camino haciéndote algunas preguntas y prestando atención a lo que las respuestas te dicen sobre tu cuerpo: ¿qué tal duermes? ¿Cómo están tu hambre y tus antojos? ¿Cómo está tu energía? ¿Tu ciclo menstrual sigue siendo regular? ¿Te sientes mejor que antes? Monitorearte es una buena forma de medir qué tan bien estás reajustando tu ritmo circadiano.

◆ Descansa todo lo que necesites. Mejora tu higiene de sueño para que duermas bien cada noche. Además, una siesta de 20 minutos durante el día puede hacer maravillas para tu cuerpo. Si tienes la oportunidad de tomarte una siesta rápida, aprovéchala para recargar tus pilas (el paso 4, que se describe en el capítulo 8, tiene todo que ver con refrescarte a través del sueño y el descanso).

TRUCO PARA EL HAMBRE:
deja de tener tanta hambre durante el día

Una forma de sentir menos hambre a lo largo del día es retrasar la secreción de grelina entre 45 minutos y una hora por la mañana. Digamos que sueles comer tu primera comida a las 7:30

de la mañana. En este caso, iniciarás la práctica del ayuno circadiano al pasar de 12 a 16 horas sin ingerir alimentos entre tu
comida principal y tu primera comida del día. Gran parte de este
tiempo pasará durante la noche mientras duermes. Intenta desplazar tu primera comida durante cuatro o cinco días, que de
manera habitual hubiera sido el desayuno a las 7:30 de la mañana, para que comas entre 45 minutos y una hora más tarde.
Al final de este periodo, comerás tu primera comida casi a las
diez de la mañana y habrás entrenado a tu cuerpo para que no
secrete grelina durante las horas matutinas.

Podrías suponer que cuando tu estómago está vacío por
ayunar de esta manera, se liberaría más grelina, lo que te pro-
vocaría una sensación de voracidad. Pero lo sorprendente es
que esto no ocurre. En realidad, el ayuno desactiva la grelina y
te hace tener menos hambre.

Las investigaciones lo respaldan. Un estudio en la revista
Obesity analizó el método del ayuno intermitente y descubrió
que, después de cuatro días de ayuno durante 16 horas, y de
comer solo dentro de una ventana de seis horas, los participantes
que estaban ayudando tenían, en general, niveles de grelina más
bajos que antes y decían que su nivel de hambre era mínimo.

Come a horas regulares

¿Sueles posponer tu almuerzo porque necesitas cumplir con una
entrega en el trabajo? ¿O te saltaste la hora de tu comida principal
por trabajar hasta tarde? No pasa nada, ¿verdad? Pues quizá sí.
Una investigación publicada en *Proceedings of the Nutrition Society* sugiere que comer a deshoras y de forma irregular puede
predisponerte a padecer obesidad, hipertensión, diabetes tipo 2 y
problemas con los niveles de colesterol e insulina. Del lado positivo, la investigación también descubrió que los adultos que
comían de manera regular —a horas similares entre un día y otro—

padecían menos obesidad que las personas que comían a horas irregulares.

Es bastante sorprendente, incluso un poco insólito, que el horario de tus comidas pueda influir tanto en la salud. Sin embargo, lo hace, y representa un cambio bastante sencillo que puedes hacer en la planeación de las comidas y en tu estilo de vida. Esta interrelación entre nutrición, metabolismo y ritmo circadiano se denomina crononutrición.

Si lo piensas, la crononutrición tiene sentido, si tomamos en cuenta que los procesos metabólicos clave del organismo —como el apetito, la digestión y el metabolismo en general— siguen patrones que se repiten cada 24 horas. Así que, comer a horas inconsistentes o irregulares puede desajustar tu reloj corporal interno y provocar aumentos de peso y otros riesgos para la salud.

Además, comer a horas irregulares en lugar de seguir un horario fijo estresa a tu cuerpo. Por ejemplo, si un día desayunas a las seis de la mañana y al siguiente a las diez, tu cuerpo estará confundido por cuándo será su próxima comida y segregará mayores niveles de cortisol, la hormona del estrés. Este aumento puede provocar incrementos de insulina, que causa inflamación y puede aumentar el riesgo de enfermedad.

Está claro que es importante comer de forma sincronizada con tu rimo circadiano para controlar el hambre y mejorar tu salud. Si comes fuera de este ritmo, puedes tener un mayor riesgo de padecer enfermedades cardiovasculares, diabetes y obesidad. Así que, con base en lo que sabemos, si puedes hacerlo, es una buena idea comer a la misma hora todos los días. Sé que puede ser difícil, sobre todo si tienes un horario ajetreado como el mío, pero haz todo lo posible por establecer cierta regularidad en tus patrones alimentarios.

Para más información acerca de los horarios de las comidas, ve a mi Enlace de Recursos en www.amymdwellness.com/timing para obtener un diagrama de cómo planear tus comidas y tu día para manejar tu hambre de forma natural.

Come temprano

Como tu ritmo circadiano también está relacionado con tus hábitos alimentarios, comer tarde puede retrasar tu sueño. Dicho esto, haz tu última comida dos o tres horas antes de que te vayas a acostar; esto le dará a tu cuerpo suficiente tiempo para digerir los alimentos y además puede ayudarte a conciliar el sueño. Sin embargo, también importa lo que comes, así que evita comidas pesadas y muy grasosas antes de ir a dormir.

Esta recomendación ayuda a optimizar tus niveles de azúcar e insulina en sangre, lo que contribuye no solo a un sueño reparador, sino también a una mejor salud en general. Comer muy cerca de la hora de dormir, muy noche, o a la mitad de la noche desfasa tu reloj interno, lo que puede producir insomnio, antojos y aumento de peso.

Acércate a la naturaleza

Es obvio que salir a la naturaleza, respirar aire fresco y sentir tranquilidad es bueno para el alma. Hay algo acerca de estar lejos de todos los estímulos de una existencia urbana o suburbana y de envolverte en un paisaje natural que crea una sensación de calma y relaja el sistema nervioso.

Digamos que estás acampando y el sol se esconde. Tu cuerpo siente el cambio en la luz y la temperatura, ambas señales de que es hora de ir a dormir. En la mañana te despiertas con la luz natural del sol (¡sin despertador!), que le dice a tu cuerpo que es hora de levantarse.

Pasar más tiempo en la naturaleza puede ayudar con las perturbaciones circadianas y trazar el camino para empezar a vivir de la forma en la que tu cuerpo está diseñado.

Limita tus niveles de estrés

Hasta hace muy poco, no estaba del todo claro por qué el estrés tenía una influencia tan importante en la enfermedad y la salud, pero ahora sabemos que nuestros relojes circadianos y nuestros sistemas de respuesta al estrés están relacionados de manera estrecha y que, en este caso, el cortisol es uno de los principales agravantes. Si estás crónicamente estresado, el cortisol se libera en mayores cantidades a lo largo del día, lo que crea un desequilibrio que, entre otros problemas y como consecuencia de la alteración de tu reloj circadiano, dificulta el sueño.

El cortisol también activa los genes circadianos en tu hígado y las células suprarrenales de forma constante. El resultado final es que tu cuerpo se desorienta y no puede percibir qué hora es, lo que puede provocar una desregulación circadiana, en la que tu cuerpo no secreta hormonas en los momentos adecuados como parte de su proceso normal de apoyo a tu ciclo normal de sueño y vigilia. Es más, esta interferencia con tu ritmo circadiano te hace sentir hambriento y agotado todo el tiempo.

Así pues, el estrés es uno de los grandes perturbadores del ritmo circadiano. Me identifico con esto porque el cortisol era mi enemigo personal: poco sueño, demasiado café, antojos, estrés en el trabajo y en casa; todo ello me sumió en una crisis. Para mí, controlar el estrés mediante el sueño, la meditación y el yoga fue el paso más importante que di para reajustar mi propio ritmo circadiano.

¿Y tú? Que levante la mano quien considere que su vida es demasiado estresante. ¡Ah, prácticamente todos! Pero, en definitiva, no estás solo. La Asociación Americana de Psicología reporta que estamos lidiando con más estrés que nunca y sufriendo grandes daños físicos y emocionales a causa de esto. Si quieres reducir el estrés en tu vida, te recomiendo varias maneras:

- ◆ Practica yoga
- ◆ Medita
- ◆ Escucha música relajante
- ◆ Date baños relajantes
- ◆ Come alimentos ricos en antioxidantes, como frutas y verduras
- ◆ Haz respiraciones profundas y reparadoras

Además de estos consejos, propongo otros dos. El primero es conectarte con la naturaleza. Hasta ahora, hay alrededor de 20 estudios que sugieren que el contacto directo con la tierra —estar descalzo en el pasto o en la arena— influye en los glóbulos blancos, las proteínas celulares antiinflamatorias y otras moléculas que regulan la inflamación. Este contacto con la naturaleza puede ayudar a mejorar el sueño, regular el cortisol y aliviar el estrés. Aparte de que la sensación de la tierra debajo de tus pies es reconfortante, existe la posibilidad de que al hacerlo también absorbas electrones de la tierra que ayudan a reducir la inflamación y equilibrar el cortisol.

También creo que es importante trabajar en cambiar tu respuesta a los factores estresantes de tu vida. Porque estos son los hechos: no es el problema (el estresor) en sí lo que te estresa, sino que lo que te genera estrés es la percepción del problema. El filósofo griego Epicteto lo dijo hace más de dos mil años: «La gente no se perturba por los acontecimientos, sino por su visión de ellos».

Por lo tanto, la solución es replantear tu respuesta al estresor para bajar tus niveles de estrés. Sí, es más fácil decirlo que hacerlo, en especial cuando tú eres quien lidia con el estresor, ¡te entiendo! Pero trata de tener en mente que el estresor en sí no es ni positivo ni negativo, sino solo un evento neutro que ha surgido en tu vida. Es tu reacción a él lo que te genera estrés.

¿Cuál es la solución? Intenta que los estresores no te desestabilicen y cambia la reacción que te provocan. Por ejemplo, toma una actitud positiva y empieza a ver los problemas como retos para que tu diálogo interno cambie. Una vez que este cambio interno ocurra, estarás más cerca de enfrentar los factores estresantes de manera constructiva. Además, te sentirás empoderado en lugar de victimizado y, como resultado, tu calidad de vida mejorará y tu nivel de estrés disminuirá.

Por ejemplo, tuve una paciente, Mariana, que es médica de enfermedades infecciosas. Durante la pandemia, acudió a mí con un gran deterioro en su salud física y mental a causa de las largas y estresantes jornadas en las que atendía a pacientes de COVID-19. No paraba de decirme: «¿Por qué me está pasando esto?», pero esta era una pregunta que no ayudaba a reducir su estrés. Le pedí que replanteará el tema haciéndose preguntas distintas: «¿Qué estoy aprendiendo de esta experiencia?» «¿Cómo me ayudará esta situación a ser una mejor médica, mamá y persona?».

También le pedí que se centrara en dar las gracias y estar agradecida, una acción que entrena al cerebro para ver lo bueno de tu vida. Junto con las demás estrategias aquí expuestas, Mariana empezó a mejorar su diálogo interno y, en última instancia, su bienestar. El diálogo interno positivo es un gran secreto para reducir el estrés.

Así que tomar medidas como estas, no solo te harán sentir más tranquilo, sino que también te ayudarán a que evites comer como estrategia para lidiar con los factores estresantes. La vida moderna está llena de estresores, por lo que encontrar maneras de atenuar sus efectos te ayudará a sentir y vivir de forma más productiva.

Me gustaría poder decirte que hay un número mágico que garantiza que tu reloj interno está completamente reiniciado, pero es un proceso que varía de persona a persona. La cantidad de tiempo que te llevará arreglar tu ritmo circadiano dependerá de lo que lo está desajustando en primer lugar. A veces puede ser el *jet lag* de un viaje, por ejemplo. Después de que volví de España, me tomó una semana completa reajustarlo. Pero en otras situaciones es posible que te lleve hasta dos semanas lograrlo. Solo tienes que saber que, si sigues el paso 3, reajustar y sus consejos, puedes avanzar mucho para mantener tu reloj biológico en sana sincronía.

8

Paso 4: revitalizar

Justo después de cumplir los 45 años, Sara empezó a sentirse diferente. No sabía qué era exactamente, pero sin duda había algo que no estaba bien. «Mis patrones de sueño ahora se parecen a los de los recién nacidos, y no me refiero a "dormir como bebé". Me levanto cada dos horas y doy vueltas en la cama durante mucho tiempo todas las noches en la espera de que mi mente se apague y me deje dormir, pero no sucede. También tengo hambre todo el tiempo y quiero comer constantemente».

A Sara, le parecía como si su cuerpo también estuviera cambiando en otras formas alarmantes. Estaba hinchada y se sentía pesada y adolorida la mayor parte del tiempo. Parecía como si, de pronto, se hubiera convertido en Atila el Huno, gritándole a todo el mundo sin motivo. Sara me dijo que creía que estaba poseída por un monstruo. Y digo lo que sigue solo un poco en broma; la verdad era peor: estaba en la perimenopausia.

La perimenopausia es la etapa transicional en la vida de una mujer que conduce a la menopausia. Durante la perimenopausia, que puede durar varios años, las hormonas fluctúan de manera considerable, por lo que es una fase que se ha comparado con la pubertad, pero al revés, lo que significa que es como subir en la montaña rusa más aterradora que te puedas imaginar, solo que ahora vas hacia atrás.

Sara no estaba disfrutando de la transición, por decir lo menos. Sobre todo, las noches en vela que la dejaban exhausta al día siguiente; tampoco era divertido ceder al hambre implacable. Estaba transformándose en una versión más pesada de quien era y que, por lo regular antes estaba en excelente forma. La historia de Sara tiene un final feliz, el cual te contaré más adelante en este capítulo.

Como Sara, ¿alguna vez te has sentido muerta de hambre o con deseos incontrolables de comer determinados alimentos después de dar vueltas en la cama? No se trata solo de tu imaginación— y ni siquiera tienes que estar en la perimenopausia o en otro estado de cambio hormonal— existe una relación comprobada entre la mala calidad del sueño y el hambre.

Por ejemplo, un artículo publicado en la revista *Nature* reveló que dormir mal una sola noche puede aumentar significativamente el apetito, las probabilidades de comer en exceso y los antojos por alimentos poco saludables. Imagínate, ¡una sola noche!

Ya hemos hablado bastante del problema con los alimentos dulces; pues también hay evidencia de que comer más azúcar puede generarte un sueño agitado e interrumpido. En un estudio de 2016 publicado en el *Journal of Clinical Sleep Medicine*, un grupo de voluntarios siguió una dieta controlada que limitaba los azúcares y grasas añadidas y enfatizaba los alimentos altos en fibra, mientras que a un segundo grupo se le permitió comer lo que quisiera, en cantidades ilimitadas.

El segundo grupo comió muchas más azúcares y grasas, lo que tuvo un impacto en la calidad de su descanso nocturno. Tuvieron muy poco sueño profundo, de ondas lentas, que es esencial para la reparación y sanación nocturna del cuerpo, así como para mantener un metabolismo y sistema inmunitario sanos. Los voluntarios que comieron más azúcar también se tardaron más en conciliar el sueño y se despertaban con mayor frecuencia a lo largo de la noche.

Hay algo más: tus capacidades para pensar, razonar, reaccionar y responder se reducen con la privación del sueño. De hecho, los investigadores la compararon con la intoxicación etílica. Además, el sueño afecta a la corteza prefrontal, la parte del cerebro que procesa la inhibición, por lo que estarás más propenso a consumir comida chatarra, cigarros u otras sustancias adictivas.

Sin embargo, hay buenas noticias. Investigadores de la Universidad de Ciudad del Cabo, en Sudáfrica, analizaron siete estudios centrados en la duración del sueño y descubrieron que cuando la gente dormía más tenía menos hambre durante el día, y menos antojo de alimentos dulces y salados. Su análisis se publicó en la revista *Nature*. ¿Qué nos dice todo esto? El sueño es un maravilloso inhibidor natural del apetito. Duerme bien y controlarás tu hambre y antojos sin esfuerzo. De esto se trata el paso 4, revitalizar.

Estadounidenses adormilados

Pasamos un tercio de nuestras vidas durmiendo. Sin embargo, según los Centros para el Control y la Prevención de Enfermedades, uno de cada tres estadounidenses no duerme lo suficiente, con mucha seguridad debido al estrés laboral, las responsabilidades familiares y las tareas domésticas diarias.

Todos los seres humanos adultos necesitamos dormir entre siete y ocho horas como mínimo. Pero ¿por qué? Aunque todavía no sientas los efectos, la falta prolongada de sueño:

☞ Disminuye la capacidad cerebral.

☞ Debilita tu respuesta inmune.

☞ Acaba con el deseo sexual.

☞ Aumenta el antojo de carbohidratos y azúcar.

☞ Envejece tu piel.

☞ Reduce tu energía.

☛ Te pone en riesgo de padecer enfermedades cardiacas, diabetes y algunos cánceres.

☛ Altera tus hormonas.

Si continúas durmiendo menos de las horas adecuadas, es posible que, en términos literales, te estés quitando años de vida al negarle a tu cuerpo y a tu mente el sueño que necesitan. Al respecto, un estudio de investigadores del Reino Unido publicado en la revista *Sleep*, descubrió que las personas que pasaban de siete a cinco horas o menos de sueño por noche, sufrían un riesgo 1.7 veces mayor de muerte prematura por cualquier causa.

¡Dormir siete horas por noche podría salvarte la vida!

TODO ES CUESTIÓN DE HORMONAS...
¡OTRA VEZ!

Entonces, ¿exactamente qué está ocurriendo? ¿Por qué es tan fuerte el vínculo entre los problemas del sueño y el hambre? En una sola palabra: hormonas. La mala calidad y privación de sueño alteran los niveles de hormonas clave, por lo que te da más hambre a lo largo del día.

Echemos un vistazo a las hormonas fundamentales que están involucradas en el sueño y el hambre, sobre todo cuando se trata de la calidad y privación del sueño. Aunque son muchas las hormonas que se desequilibran por no dormir bien, nos centraremos en las que provocan hambre y te hacen desear una caja de donas glaseadas o una rebanada grande de pastel de chocolate. Cuando no están equilibradas, la grelina y la leptina son las culpables más comunes, pero la insulina, el cortisol y la melatonina también representan un papel importante.

Grelina y leptina

El sueño juega un papel integral en la regulación de la leptina y la grelina, que, a su vez, controlan el hambre y el apetito. La grelina desencadena el hambre y la leptina, la saciedad. Mientras estás en el país de los sueños, tu cerebro y tu sistema inmunitario se restauran y fortalecen, además de que regulan la grelina y la leptina. Si no obtienes suficiente sueño de calidad, aumentan los niveles de grelina, y con ellos el apetito. La leptina también disminuye, lo que agrava los problemas de hambre.

Las investigaciones descubrieron que los niveles de grelina pueden elevarse un 15% más en las personas que duermen solo cinco horas por noche, frente a las que duermen ocho horas. ¿Has observado cómo sueles tener más hambre cuando estás cansado? ¡Ahora sabes por qué!

Hormona del crecimiento (GH)

La GH es responsable de tu desarrollo físico, puede hacerte alto y musculoso como tu tía Beatriz, o pequeño como tu tía Susana. Se libera por las noches, y recibes otra pequeña ráfaga temprano por la mañana. La GH también repara la piel, los intestinos y los músculos, y favorece la función cognitiva y el bienestar general.

El sueño profundo, no-MOR (sin movimiento ocular rápido), que se produce al inicio de la noche y predomina durante el primer tercio de esta, es importante para la secreción nocturna de la GH. Cuantas menos horas de sueño tengas, menor cantidad de esta maravillosa hormona se liberará en tu cuerpo. Y, si pasas la noche en vela o duermes a deshoras, la GH no se libera en absoluto. También es importante saber que, si das vueltas en la cama por la noche y luego reanudas el sueño normal, el cerebro libera GH adicional; sin embargo, esto altera el equilibrio natural de esta hormona y, con el tiempo, se secreta menos.

Insulina

La insulina es otra hormona que se ve afectada por el sueño. Le permite al cuerpo utilizar la glucosa de los carbohidratos para obtener energía o almacenarlos para el futuro. Dormir muy poco puede causar resistencia a la insulina, un padecimiento en el que el cuerpo no puede utilizar la insulina de manera adecuada, lo que provoca incrementos de azúcar en sangre y la posibilidad de diabetes y obesidad.

Entre las cuatro y las ocho de la mañana, tu cuerpo experimenta un aumento de glucosa. Si la insulina hace bien su trabajo (no hay resistencia a esta) se encarga de esta tarea y lleva la glucosa a las células como combustible. Tu cuerpo utiliza la menor cantidad de glucosa durante el sueño MOR y la mayor cantidad cuando estás despierto.

Cada vez más estudios demuestran que interrumpir el sueño, aunque sea solo una noche, altera los niveles de insulina y glucosa creando resistencia a la insulina, lo que puede causar graves problemas de salud, como diabetes, enfermedades cardiovasculares, infartos de miocardio, derrames cerebrales e incluso cáncer.

En un estudio publicado en el *Journal of Diabetes Investigation*, más de 4 000 personas registraron cuánto dormían cada noche. Quienes informaron menos de seis horas tenían el doble de probabilidades de tener células resistentes a la insulina o diabetes en estado avanzado. Esto indica que dormir bien de forma regular le ayuda a tu cuerpo a utilizar la insulina de forma eficaz, y que es posible que ayude a prevenir la diabetes tipo 2 y otros problemas de salud relacionados con la insulina. Del mismo modo, se sabe que la diabetes tipo 2 y la resistencia a la insulina provocan trastornos en el sueño.

Pero, de acuerdo con la Fundación Nacional del Sueño de Estados Unidos, puedes revertir los efectos negativos de la privación de sueño con solo un par de noches de sueño adecuado e ininterrumpido (las estrategias de sueño, que menciono más adelante en este capítulo, te ayudarán a conseguirlo).

Cortisol

El cortisol es una de las principales hormonas del estrés, pero, como ya lo mencioné, también se encarga de gestionar muchas otras funciones, como ayudar al cuerpo a utilizar mejor los carbohidratos, grasas y proteínas, reducir la inflamación, estabilizar la presión sanguínea y normalizar el ciclo de sueño y vigilia.

En el paso 3, aprendiste que este ciclo sigue un ritmo circadiano. Cada 24 horas, más o menos sincronizadas con la noche y el día, tu cuerpo entra en un periodo de sueño seguido de un periodo de vigilia. La producción de cortisol en tu cuerpo sigue un ritmo circadiano similar: desciende a su punto más bajo hacia medianoche y alcanza su punto máximo aproximadamente una hora después de que despiertas. Para muchas personas, el pico se produce hacia las nueve de la mañana, que es un buen momento porque nos pone alerta para enfrentar el día.

Además del ciclo circadiano, a lo largo del día y la noche se liberan entre quince y dieciocho descargas más pequeñas de cortisol y algunas de estas corresponden a cambios en tu ciclo de sueño. Cuando no puedes dormir o duermes mal, tu cuerpo secretará más cortisol por la noche, haciendo que tu sueño se interrumpa todavía más.

Melatonina

La melatonina es la hormona del sueño; la produce la glándula pineal, que se ubica a mitad del cerebro, y solo se libera por las noches. Esta hormona ayuda a regular el ritmo circadiano del cuerpo. La oscuridad desencadena su secreción y la luz, ya sea natural o artificial, la bloquea.

También tiene otras funciones, como ayudar al organismo a recuperarse del ejercicio, actuar como antioxidante para reforzar el sistema inmunitario, sincronizar tus ciclos de sueño y vigilia, regular la presión arterial y favorecer el ciclo reproductor femenino.

La melatonina no afecta el hambre ni el apetito en sí, pero influye en la acción de la grelina, la leptina, y la insulina, que juntas orquestan el apetito, la saciedad, la absorción de calorías y el almacenamiento de grasas.

TRUCO PARA EL HAMBRE:
comer en exceso y dormir

Muchos pacientes me han dicho que desde que siguen mi plan de 5 pasos, además de reajustar su alimentación, ya no comen en exceso y les es más fácil quedarse dormidos. Además, se despiertan menos durante la noche y se levantan sintiéndose más descansados y con más energía. Me emocionan estos resultados, claro, pero no me sorprenden.

Uno de los beneficios del plan de 5 pasos es dejar el hábito de comer en exceso de forma natural y sin tener que recurrir a la fuerza de voluntad. Este beneficio es de lo más importante porque comer en exceso puede perturbar tu sueño regular. Después de una gran cena, por ejemplo, tu cuerpo debe dedicar energía a la digestión, lo que usualmente toma varias horas, pero la digestión suele desacelerarse cuando dormimos. Esa cena abundante enfrenta tu proceso normal de sueño contra las necesidades de digestión de tu estómago y pueden surgir algunos síntomas desagradables, como dolor de estómago o, peor, un incómodo reflujo ácido.

Las comidas abundantes también pueden interferir con tu sueño porque elevan la temperatura de tu cuerpo, lo que se opone al proceso típico del organismo de enfriarse durante el sueño. Todos estos problemas hacen que sea muy difícil dormir toda la noche o conseguir el tan necesario sueño de calidad.

Si tienes problemas con tu calidad de sueño, ¡es posible que esta información te motive a tomar en serio mejorar tus hábitos para dormir!

Evalúa tu sueño

¿Cómo es la calidad de tu sueño? Aquí tienes un cuestionario que te ayudará a averiguarlo. Contéstalo ahora y después de un mes de practicar mis habilidades para dormir, vuelve a responderlo para medir las mejoras en tu sueño.

Para hacer la prueba: lee las siguientes afirmaciones y contesta sí o no a cada una.

1. Tardo 30 min o más en dormirme a la hora de acostarme. Sí/No
2. Rara vez recuerdo mis sueños. Sí/No
3. Al despertar, todavía me siento cansado o siento que descansé poco. Sí/No
4. Tengo hambre muy seguido y, sobre todo, se me antoja la comida chatarra. Sí/No
5. Me despierto más temprano de lo que me gustaría. Sí/No
6. A veces me siento somnoliento y cansado durante el día. Sí/No
7. A menudo me despierto una o más veces durante la noche. Sí/No
8. A menudo me quedo despierto por las noches y mi mente se acelera con preocupaciones y pensamientos. Sí/No

9. Mis ojos están hinchados o rojos, tengo ojeras o bolsas en los ojos al despertar. Sí/No

10. Mis emociones están descontroladas: enojo, impulsividad, ansiedad, tristeza, etcétera. Sí/No

Para puntuar: si respondiste que sí a tres o más de estas afirmaciones, es muy probable que no estés durmiendo lo suficiente o que tu sueño sea de mala calidad. Empieza a practicar las sugerencias de este paso.

¡ES HORA DE REVITALIZARSE!

El paso 4 proporciona un conjunto de prácticas diseñadas de manera colectiva para ayudar a revitalizarte para que tus hormonas relacionadas con el sueño se equilibren, el reloj de tu cuerpo se normalice y tu deseo de comida y antojos se conviertan en cosa del pasado.

Ahora, regresemos al final feliz de Sara, porque estas fueron exactamente las prácticas de sueño que le indiqué. Como resultado, consiguió controlar primero su sueño, y después su hambre y sus antojos. Además, complementó estas medidas con estrategias naturales para el equilibrio hormonal que incluían un mayor consumo de ácidos grasos omega-3, frijoles y legumbres, frutas y verduras frescas. Recordemos que una excelente nutrición es siempre un tratamiento natural maravilloso para corregir los estragos hormonales y obtener resultados más pronto. Esto es lo que hay que hacer.

Cambia tu mentalidad

Cuando estaba escribiendo mi primer libro, *I'm so Effing Tired*, no dormía bien, sobre todo por el estrés que me producían las fechas de entrega, el cuidar de mi familia y los problemas hormonales relacionados con la menstruación (irónico, dado el tema del libro, lo sé). Pero además de todo eso, ¡me sentía estresada por no poder dormir bien!

Sí, los Centros para el Control y la Prevención de Enfermedades recomiendan que los adultos duerman más de siete horas cada noche, pero mi vida es ajetreada, la tuya también, y dormir tanto no siempre es posible.

Me encanta hacer ejercicio por la mañana, pero también entiendo la importancia del sueño, por lo que decidí revisar mi pésimo horario de sueño. Descubrí que, si te encuentras en una situación en la que tienes que elegir entre dormir un poco o hacer ejercicio, es mejor optar por dormir un poco, pero tampoco vale la pena estresarte si no puedes dormir siete horas completas cada noche.

Si tu vida es muy ajetreada, lo ideal es que trates de dormir bien al menos dos noches cada semana; entre seis y ocho horas. Dormir bien dos noches le da tiempo a tu cuerpo para completar un ciclo de sueño completo. No solo eso, sino que no te sentirás tan aturdido cuando despiertes, de hecho, te sentirás más renovado al día siguiente. Esta estrategia supuso un verdadero cambio para mí. Me sentí aliviada de no tener que aspirar a un horario de sueño perfecto de siete o más horas cada noche.

Duerme en la oscuridad
y recibe mucha luz por la mañana

El ritmo circadiano está controlado por el área del cerebro que responde a la luz, así que, para ayudar a mantener tus secreciones naturales de melatonina, asegúrate de dormir siempre a oscuras y de recibir mucha luz durante el día. Cuelga cortinas opacas en tu dormitorio y exponte a luz solar en la mañana; por ejemplo, ejercítate, trabaja y camina afuera, si puedes hacerlo.

Ten cuidado con la luz azul de las pantallas electrónicas como la de tu computadora, celular y dispositivos similares, ya que puede confundir a tu cuerpo y retrasar la producción de melatonina. Por lo tanto, si miramos pantallas hasta la hora de dormir, es probable que no podamos conciliar el sueño. Yo uso lentes que bloquean la luz azul para las tardes en las que trabajo en la computadora o con el celular.

Sincroniza tu ritmo circadiano

Acuéstate y levántate a la misma hora todos los días, incluyendo los fines de semana. Aunque la hora exacta puede variar, suelo acostarme entre las nueve y las diez de la noche y levantarme entre las 5:30 y las 7:00 de la mañana. Incluso los fines de semana me despierto de forma natural a esa misma hora y, si sincronizas tus horarios para dormir y despertar, tú también lo harás.

Cuando hay noches de salida y diversión, me despierto a mi hora normal e incluyo una pequeña siesta de veinte minutos más tarde, para tener energía adicional para salir.

Reduce los alimentos que liberan cortisol

Sí, algunos alimentos desequilibran tu cortisol, lo que significa que puede elevarse en las noches cuando necesita ser bajo para que puedas dormir bien. Intenta limitar las proteínas animales, los azúcares refinados, la sal y las grasas saturadas. Todas estimulan una liberación excesiva de cortisol. Por otro lado, se piensa que una alimentación rica en frutas y verduras favorece los ritmos saludables de producción de cortisol necesarios para un sueño profundo y regular.

Evita los destructores del sueño

Entre ellos están la cafeína (en exceso), el alcohol y la nicotina. La cafeína excesiva es un estimulante y hallazgos recientes sugieren que una taza de café a primeras horas de la noche altera los ritmos circadianos a nivel celular, así que trata de evitarlo después del mediodía. Prueba con un vaso de leche o té descafeinado si necesitas una bebida antes de dormir.

Como es un sedante, el alcohol puede producir somnolencia al principio, pero en última instancia, provoca sueño interrumpido a medida que las enzimas hepáticas lo metabolizan. El mal sueño resultante también puede provocar somnolencia diurna excesiva al día siguiente.

La nicotina también es un estimulante. Fumar o vapear dentro de las cuatro horas previas a acostarte altera la calidad del sueño y hace que te despiertes con mayor frecuencia durante la noche. Las personas que fuman diario sufren mucha somnolencia diurna. De hecho, las investigaciones demuestran que las personas que fuman a menudo (y que dan su primera fumada temprano por la mañana) duermen menos tiempo y tienen patrones de sueño irregulares.

Los somníferos sintéticos (e incluso los naturales) y los medicamentos pueden ayudar a corto plazo, pero a la larga provocan una incapacidad para conciliar el sueño de forma natural.

No pases tiempo en la cama

En la medida de lo posible, haz que tu cama y tu cuarto sean solo para dormir y tener sexo. Todas las otras actividades deben hacerse en otro lugar para que de manera inconsciente asocies tu cama solo con dormir. Si ves televisión, trabajas, haces compras por internet o comes en la cama, y tienes problemas para dormir, aleja esas actividades de tu cama y de tu cuarto.

Mantén fresco tu cuarto

Temperaturas entre 15 y 20 °C se aproximan a nuestra temperatura corporal (que desciende a su nivel más bajo cuando dormimos) y son las mejores para dormir. Las temperaturas por encima o por debajo de este intervalo parecen propiciar un sueño agitado. Darte una ducha fría puede ayudarte a enfriar tu cuerpo antes de acostarte.

Desestrésate para descansar

Si tu sueño es agitado o te despiertas a las tres de la madrugada y no puedes volver a dormir, es probable que se deba a que tu mente está acelerada, es decir, que tengas ansiedad o estrés mental.

Escuchar guías o sonidos de meditación o relajación puede ser útil. Haz lo posible por no llevarte a la cama cosas que te generen estrés y tampoco te acuestes enojado ni realices actividades que te provoquen estrés, como ver las noticias o hacerle una llamada a tu madre antes de acostarte.

Bebe infusiones herbales o utiliza otros remedios naturales para dormir

Te sorprendería lo naturalmente sedantes que pueden ser ciertos tipos de infusiones y no me refiero forzosamente a la manzanilla, ¡aunque a algunas personas les funciona! Si realmente no puedes dormir, prueba hierbas relajantes o sedantes como la raíz de valeriana o la *kava kava*, o un té comercial como el Sleepytime de Celestial Seasonings. Sin embargo, algunas de estas infusiones herbales pueden tener efectos secundarios, como somnolencia al día siguiente. Si experimentas este u otro efecto secundario, tomar este tipo de tés puede no ser la mejor idea.

Otro inductor excelente del sueño, aunque no es una hierba, es el mineral magnesio. Toma 400 mg antes de irte a la cama. Sin embargo, ten en cuenta que, si utilizas estos suplementos para ayudarte a dormir de manera regular, a largo plazo podrías tener problemas para dormir sin ellos. Procura hablar siempre con tu médico antes de probar un suplemento nuevo.

Programa tus ejercicios para maximizar el sueño

El ejercicio mejora la calidad del sueño de varias maneras. En primer lugar, aumenta la cantidad total de tiempo que pasas dormido por la noche. En segundo, aumenta el tiempo de sueño de ondas lentas, que es el más reparador. En tercero, incrementa la liberación de la hormona del crecimiento mientras duermes y, por último, ¡hace que te canses físicamente! Después de hacer ejercicio, tu cuerpo quiere recuperarse, y dormir es una buena forma de hacerlo.

También quiero subrayar que el ejercicio reduce el estrés de manera considerable y puede disipar el exceso de cortisol para mejorar la calidad del sueño.

Dicho esto, desaconsejo hacer ejercicio por la noche o cerca de la hora de acostarse. Al energizar tu cuerpo, el ejercicio eleva tu temperatura corporal central, que es lo opuesto a lo que quieres que ocurra antes de irte a la cama. Tu temperatura corporal baja de forma natural por la noche unas dos horas antes de acostarte para señalarle a tu cerebro que es hora de dormir.

Así que planifica tus entrenamientos más temprano en el día. Los estudios sugieren que hacer ejercicio a las siete de la mañana o entre la una y las cuatro de la tarde podría adelantar el reloj del cuerpo, ayudándote a conciliar el sueño con más facilidad.

Practica mi técnica de sueño rápido

Mi técnica es una combinación de relajación muscular y respiración profunda que puede ayudarte a conciliar el sueño en menos de cinco minutos, sobre todo con una práctica constante. Te explico cómo:

- ◆ Acuéstate en la cama, boca arriba (o en tu postura más cómoda para dormir).
- ◆ Relaja los músculos de la cara, incluidos los del interior de la boca. Tienes unos 43 músculos en la cara, así que son muy importantes en la forma en la que te desestresas y preparas tu cuerpo para dormir. Deja que toda la cara —frente, mejillas, lengua, la zona de la boca, la zona de los ojos, nariz y mandíbula—, se aflojen.

◆ Deja caer los hombros para liberar tensiones, imagínatelos cayendo hasta tus pies, y deja que las manos y los brazos descansen a los lados de tu cuerpo, aflojándose también.

◆ Relaja los músculos del pecho mientras inhalas y exhalas.

◆ Relaja los músculos en tus muslos y pantorrillas; todos los músculos en tus piernas. Deja que se aflojen.

◆ Para quitar las preocupaciones de tu mente («Tengo que comprar la despensa» o «¡Que no se me olvide pagar la luz!»), visualiza una escena que te resulte relajante y concéntrate en ella.

Con tu cuerpo y músculos relajados, empieza a respirar de la siguiente manera:

◆ Abre tus labios un poco y expulsa el aire por la boca de manera sonora (como si estuvieras tratando de apagar una vela), pero lenta.

◆ Cierra tus labios, y luego inhala por tu nariz de manera pausada contando hasta cuatro.

◆ Contén la respiración por siete segundos.

◆ Luego, exhala, como lo hiciste al principio, durante ocho segundos.

◆ Completa este ciclo con cuatro respiraciones completas.

Dentro de cinco minutos, si no es que antes, deberías quedarte dormido. El ejército ha utilizado una versión de este método y se encontró que ayudó al 96% de aquellos a los que el ejército de EUA sometió a esta prueba para conciliar el sueño en dos minutos.

El sueño es el rey y nadie lo puede negar. Es fundamental para mejorar casi todos los aspectos de la salud, incluyendo el hambre, los antojos e incluso el tipo de comida que elegimos. Por eso, cuando tu cuerpo duerme y descansa lo suficiente, la capacidad de decisión de tu cerebro funciona al máximo. Dejarás de buscar papas fritas y galletas (como lo haces cuando estás cansado) para buscar alimentos que realmente nutran tu cuerpo, tu mente y tu espíritu.

9

Paso 5: reentrenar

Shelly tenía una relación amor-odio con el ejercicio. A nivel intelectual, le encantaban todos los beneficios que se pueden obtener al ejercitarse, pero odiaba la idea de que pudiera ocasionarle hambre. Creía que entre más físicamente activa fuera, más iba a aumentar su apetito y que, como consecuencia, comería más y subiría de peso. «A fin de cuentas, ¿no querría mi cuerpo reemplazar todas las calorías quemadas y nutrientes utilizados durante una carrera o una noche de baile?», me preguntó.

Debido a esta creencia, Shelly se rehusaba a realizar cualquier tipo de ejercicio que le pareciera demandante. Se limitaba a caminatas moderadas y, de vez en cuando, un poco de yoga. Debido a eso, jamás llegó a experimentar el golpe de químicos euforizantes que se liberan al hacer ejercicio, y nunca estableció una rutina que quisiera mantener.

Trabajar con Shelly despertó mi interés por saber si el ejercicio nos da más hambre y si en realidad puede destruir nuestras metas de reducción de peso. Como me encanta hacer ejercicio, necesitaba saberlo: ¿el ejercicio aumenta o disminuye el hambre? ¿Cuál es la historia real?

Estudié a fondo un montón de trabajos sobre este tema, y la respuesta es: ¡depende! Los estudios insinúan que si seleccionas

el tipo de ejercicio adecuado —y te apegas a él— puedes normalizar tus niveles de hambre y tus antojos. Eso fue justo lo que le
dije a Shelly: que todavía no había encontrado el tipo de ejercicio
adecuado para controlar su hambre y sus antojos. Así que el mensaje de este último paso es: ¡empieza a moverte y dejarás de tener
tanta pinche hambre! El paso 5, reentrenar, te da estrategias para
conseguirlo.

EJERCICIO, HAMBRE Y HORMONAS

El ejercicio hace mucho más que quemar calorías; también influye en las hormonas, los neurotransmisores y otros químicos del
cuerpo, y al hacerlo, tiene un impacto en el hambre y el apetito.
Los diferentes tipos de ejercicio afectan nuestras señales de hambre de manera diferente. A continuación, explicaré cómo funciona
esto, ¡échale un vistazo!

Corre para controlar tus hormonas del hambre

Un estudio en el *American Journal of Physiology* demostró que
correr por una hora baja los niveles de grelina (una hormona
que estimula el hambre) y aumenta los niveles del PYY una hormona que inhibe el hambre. Ambos datos muestran que correr puede
ayudar a calmar el hambre.

En otro estudio, este de la Universidad de Wyoming y publicado en el *Journal of Obesity*, los investigadores estudiaron a un
grupo de mujeres que corrían o hacían caminatas y, en días al-
ternados, se sentaban de manera apacible durante una hora. Después de correr, caminar o sentarse, los investigadores extrajeron

muestras de sangre y analizaron los niveles de ciertas hormonas. Luego, llevaron a las mujeres a un comedor donde disfrutaron de un bufet.

A partir de las muestras de sangre, los investigadores observaron que, tras correr, los niveles de grelina de las mujeres se disparaban. Esto debería significar que atacarían el bufet con locura (como ya señalamos antes, la grelina estimula el apetito), pero no lo hicieron. De hecho, después de correr, ¡comieron varios cientos de calorías menos de las que quemaron!

¿Por qué ocurrió esto? Según los investigadores, su contención se debió a un aumento simultáneo de las hormonas de saciedad, las cuales le indicaron al cuerpo que ya había consumido lo suficiente y que era momento de dejar de comer. El incremento de las hormonas de la saciedad, escribieron los autores, silenció las señales de la grelina.

Por otra parte, no se observó que estar sentadas o caminar cambiara los niveles de la hormona de la saciedad de las mujeres, lo que provocó que comieran en exceso en el bufet, por lo que consumieron más calorías de las que habían quemado.

¡Muy interesante, pienso yo! La lección es que, de hecho, ¡correr durante una cantidad considerable de tiempo puede ayudarte a calmar el hambre por medio del incremento de tus hormonas de saciedad!

Si correr suena como algo que te gustaría comenzar a hacer, acá hay algunas indicaciones para empezar.

Elige el calzado adecuado, porque el calzado para correr está diseñado de manera específica para esa actividad. No uses calzado para senderismo, de entrenamiento cruzado o para caminar. Tener zapatos para correr hace que tus sesiones sean más agradables y ayuda a prevenir lesiones.

- ◆ Calienta con estiramientos ligeros.
- ◆ Comienza de manera gradual, con solo un minuto corriendo. Alterna con dos minutos caminando, para llegar a un

total de entre veinte y treinta minutos. Incrementa el tiempo que corres treinta segundos cada semana hasta que llegues a diez minutos. Continúa aumentando a partir de allí y registra tu progreso.

◆ Mantente hidratado mientras corres.

◆ Descansa algunos días durante la semana para que tu cuerpo se recupere de manera correcta.

Haz entrenamiento de fuerza para calmar la grelina

El mismo estudio del *American Journal of Physiology* que mencioné en el apartado anterior también reveló que llevar a cabo sesiones de entrenamiento de fuerza de noventa minutos reducía los niveles de grelina, pero no tenía un impacto en el PYY. Este hallazgo sugiere que el ejercicio anaeróbico, como levantar pesas, también inhibe el apetito, pero no tanto como el ejercicio aeróbico intenso.

Cuando hacen entrenamiento de fuerza, los deportistas suelen trabajar su cuerpo por partes, lo que significa que pueden ejercitar la parte superior del cuerpo un día y la parte inferior al día siguiente. Pero según otro estudio, ejercitar todo el cuerpo produce una inhibición mayor del apetito que cuando se realiza con las divisiones superior/inferior, incluso cuando el volumen del entrenamiento es igual de intenso.

En este estudio, los investigadores eligieron a doce hombres que llevaban a cabo actividades físicas aeróbicas de intensidad moderada alrededor de dos veces por semana con cerca de 4 años de experiencia de entrenamiento, y los sometieron a tres rutinas de ejercicio diferentes, cada una separada por una semana de descanso.

Tanto en el entrenamiento de todo el cuerpo como en el de la parte inferior o superior del cuerpo realizaron seis rutinas de tres series cada una, la última serie hasta el fallo (que es cuando los músculos se agotan y no puedes levantar más de un determinado peso).

Utilizando una escala de hambre, los investigadores midieron el hambre de los participantes en varios momentos. Las puntuaciones fueron las mismas después del ayuno nocturno, después del desayuno y antes del ejercicio, para limitar las variables externas. Dicho de otro modo, todos tuvieron el mismo apetito antes de llevar a cabo las rutinas.

Los niveles de lactato en la sangre, que se midieron en todos los participantes, se correlacionaron de manera importante con la disminución del hambre. Cuanto más lactato se producía, menos hambre tenían. El ácido láctico es una sustancia química natural que producen el tejido muscular y los glóbulos rojos, estos transportan el oxígeno de los pulmones a otros órganos del cuerpo. En otros estudios se ha encontrado que suprime la secreción de grelina, que estimula el hambre.

Todo esto tiene sentido: entrenar más masa muscular crea más lactato, que suprime el apetito. Si quieres obtener más beneficios inhibidores del apetito con el entrenamiento de fuerza, entrena todo el cuerpo en una sola sesión.

Para empezar un programa de entrenamiento de fuerza:

◆ Contrata a un entrenador o instructor físico calificado que pueda enseñarte lo básico.

◆ Si te gusta ejercitarte en casa, puedes encontrar muchos programas de entrenamiento en la televisión o en servicios de *streaming* que pueden guiarte a lo largo de diferentes rutinas.

◆ Decide qué ejercicios realizar para ejercitar todo el cuerpo en una sesión.

- Empieza con pesos que puedas levantar durante 15 o 20 repeticiones con comodidad en dos o tres series. Si el peso te parece demasiado ligero, añade de 2 a 5 kg e inténtalo de nuevo. Una vez que el ejercicio te resulte más fácil, ve añadiendo peso poco a poco.

- Haz ejercicio al menos dos días a la semana, durante 45 minutos, en días no consecutivos para permitir que tus músculos descansen, se reparen y desarrollen.

- Sé constante.

Haz yoga para frenar los antojos y para elegir alimentos más sanos

Al parecer, practicar yoga es tan bueno para calmar el hambre como correr y hacer entrenamiento de fuerza, pero con un par de diferencias. En un estudio publicado en 2018, en el *International Journal of Behavioral Nutrition and Physical Activity*, investigadores observaron que las personas que practican yoga con regularidad comen menos comida rápida y botanas, y consumen más frutas y verduras (que calman el hambre y los antojos).

Las entrevistas a las personas que participaron en este estudio revelaron que el yoga favorecía una alimentación nutritiva porque los participantes estaban muy motivados para comer alimentos sanos, se mostraban más conscientes cuando comían y podían controlar la alimentación emocional. Además, ¡experimentaban menos antojos!

Otras investigaciones muestran que el yoga puede reducir los atracones de comida en un impactante 51%. Los expertos sugieren que el yoga hace que aumente la conciencia corporal (parte de la corporalidad de la que te hablé en la p. 120), por lo que te vuelves más sensible a la sensación de estar lleno y es menos probable que te atiborres sin sentido.

Son hallazgos muy interesantes, ¿no? El yoga es de gran ayuda para desaprender patrones alimentarios poco saludables. Para empezar a practicarlo:

◆ Elige el tipo de yoga que quieras porque hay muchos estilos diferentes. El *hatha* es muy común y es una buena opción para los principiantes. Gimnasios y centros de ejercicio ofrecen clases y son un buen lugar para empezar. Por supuesto, también puedes acudir a los estudios de yoga.

◆ Mira algunas clases de yoga para principiantes en línea para darte una idea de cómo fluyen los movimientos.

◆ Vístete con ropa cómoda porque el yoga implica muchos estiramientos.

◆ Nunca te sientas intimidado. Las posiciones de yoga pueden modificarse para ajustarse a los principiantes.

◆ Intenta practicar yoga al menos dos o tres veces por semana. Te volverás más flexible desde tu primera clase. Sé constante.

Sal a la naturaleza para ayudar con la alimentación emocional

Vivir en completa armonía con la naturaleza, y con nosotros mismos, es una parte importante del ayurveda. Es por eso que recomiendo tomar una dosis de naturaleza cada día, ya sea dando un paseo rápido o bajando la ventanilla del coche en el trayecto al trabajo (estar en la naturaleza también ayuda a reajustar el ritmo circadiano).

Un estudio que leí en *Psychological Science* comparaba pasear en la naturaleza con hacerlo en espacios urbanos y observó un aumento significativo en el estado de ánimo, una reducción en la depresión y una mayor cognición (potencia cerebral) en las personas que daban paseos en la naturaleza frente a las que paseaban en la ciudad. ¿Por qué un tipo de paseo es mejor que el otro? Los investigadores llegaron a la conclusión de que pasear por la naturaleza calma el cerebro de forma más eficaz porque no tienes que prestar mucha atención a tu alrededor como tienes que hacerlo cuando caminas en áreas urbanas.

Además, muchas personas comen en exceso cuando están tristes y deprimidas. Ejercitarse en entornos naturales mejora el estado de ánimo y calma los síntomas depresivos, por lo que podría ayudar a que dejes de automedicarte con comida.

TRUCO PARA EL HAMBRE:
añade un poco de entusiasmo a tus rutinas

Además del tipo de ejercicio que haces, hay otros asuntos relacionados que influyen en la actividad física y el control del hambre.

INTENSIFICA TUS RUTINAS

Una rutina más difícil, como una clase de *spinning* intensa, tiende a reducir el apetito, mientras que un ejercicio de intensidad baja o moderada, como caminar, puede hacer que sientas hambre con mayor velocidad. Esto es porque durante un entrenamiento exigente, tu cuerpo transporta mucha sangre al corazón, al cerebro y a los músculos y, mientras tanto, tu sistema digestivo queda algo olvidado. Cualquier alimento que quede allí permanece un tiempo y te mantiene saciado. Así que cuanto más intenso sea el ejercicio, más sangre desviarás del intestino y, en consecuencia, sentirás menos hambre.

ENTRENA DURANTE MÁS TIEMPO

Cuanto más tiempo hagas ejercicio, más tardará tu sistema en volver a su estado de reposo, y el hambre tardará más en aparecer. Así, después de correr por noventa minutos, por ejemplo, puedes meterte en la regadera, vestirte y prepararte una buena comida antes de sentir hambre.

¿Qué significa todo esto? Aunque suelo recomendar entrenamientos de baja intensidad para personas que sufren de agotamiento y estrés, cuando te recuperes, tal vez quieras aumentar la intensidad y duración de tus entrenamientos de manera gradual para controlar mejor los antojos. Los entrenamientos intensos y más prolongados pueden ayudarte mucho a controlar tu apetito, sobre todo si eres constante. Esfuérzate por entrenar más y ponte como objetivo aumentar la duración de tus sesiones de ejercicio.

APROVECHA LA CONEXIÓN ENTRE EL EJERCICIO Y LOS NEUROTRANSMISORES

El ejercicio y el cerebro guardan una relación estrecha, tanto así que hacer ejercicio mejora el estado de ánimo, la salud mental e incluso el hambre y los antojos de manera importante. ¿Exactamente qué es lo que pasa? Dicho de forma simple, se producen alteraciones en la bioquímica del cerebro cuando estamos en movimiento, de manera primordial, en los neurotransmisores.

Hay tres neurotransmisores clave involucrados en el hambre, el apetito y el ejercicio: la serotonina, la dopamina y el GABA. Puedes utilizar tus rutinas para activar los tres y normalizar el hambre y los antojos sin tener que usar un ápice de fuerza de voluntad.

Aumenta la serotonina
con el ejercicio

Seguro has escuchado, o experimentado, el sentimiento de euforia que algunas personas sienten cuando se ejercitan (como la euforia del corredor). Esta sensación se ha atribuido a las endorfinas; químicos corporales naturales que nos hacen sentir bien y que eliminan el dolor. Sin embargo, no existen investigaciones concluyentes que demuestren que las endorfinas sean las únicas responsables de esta sensación. Lo más probable es que la serotonina proporcione ese incremento de ánimo durante el ejercicio.

Gracias a muchas investigaciones, sabemos que, en definitiva, el ejercicio aumenta la producción de serotonina, que se asocia con el estado de ánimo, el apetito y la libido. Un artículo publicado en el *Journal of Psychiatry and Neuroscience* incluía al ejercicio entre las diversas maneras naturales para aumentar los niveles de serotonina en el cerebro. Además, también sabemos que la serotonina es un inhibidor del apetito, y los niveles bajos de este neurotransmisor pueden desencadenar deseo de carbohidratos.

Vale la pena preguntar, ¿hay formas de ejercicio mejores que otras para aumentar la serotonina? A decir verdad, casi cualquier ejercicio o actividad física la aumentará, pero el ejercicio aeróbico, cardiovascular, es particularmente benéfico. Aunque la duración es importante, tan solo quince o veinte minutos de movimiento como correr, trotar, nadar, andar en bicicleta o subir escaleras, pueden desencadenar un aumento en la serotonina y producir una gran mejora en el estado de ánimo.

Si puedes hacer ejercicios cardiovasculares al aire libre, mejor, ya que estar bajo el sol estimula la producción de serotonina y los rayos ultravioleta del sol ayudan a tu piel a absorber la vitamina D, que ayuda al organismo a fabricar serotonina. Así que, para conseguir un potente empujón anímico, aprovecha tu tiempo al aire libre para hacer ejercicio. Corre, trota, haz senderismo o súbete a la bicicleta para producir más serotonina a través del ejercicio y la absorción de vitamina D.

También te sugiero que hagas yoga para aumentar la serotonina. Si te sientes deprimido o ansioso, el yoga puede ayudarte elevando la serotonina y reduciendo el estrés. En un estudio publicado en el *Journal of Alternative and Complementary Medicine*, investigadores descubrieron que el yoga no solo incrementaba la serotonina, sino que también reducía el exceso de adrenalina (otra hormona relacionada con el estrés) y aumentaba los niveles de antioxidantes y sustancias químicas que mejoraban el sistema inmunitario del cuerpo.

Usa la dopamina para motivarte en tus rutinas

¿Odias el ejercicio? No te culpes, ¡culpa a tu cerebro! La dopamina controla tu motivación para moverte, por lo que, si parece que no puedes levantarte del sillón y dirigirte al gimnasio, la razón puede ser más profunda que un simple disgusto por el ejercicio: quizá te esté deteniendo una falta de dopamina.

Pero ahí está el detalle: el ejercicio por sí mismo aumenta la liberación de dopamina. Para aprovechar esto, tienes que encender la luz antes de entrar al cuarto y hacerte el hábito de ejercitarte antes de que la motivación de hacerlo aparezca. La gente que se ejercita con regularidad sabe lo bien que se siente después de hacerlo, y una de las razones es que la dopamina ya está aumentando en su cerebro. Para lograr lo mismo, comienza una rutina de ejercicio regular para que empieces a disfrutar el efecto de bienestar de la dopamina.

Sin embargo, no necesitas entrar con todo en rutinas de ejercicio superintensas para empezar a sentirte más motivado. Puedes empezar con ejercicios de baja intensidad hasta que tu hábito se consolide. Intenta caminar, hacer yoga u otros ejercicios de bajo impacto para incrementar los niveles de dopamina. Una de las ventajas de seguir una rutina de ejercicio es que crea hábitos diarios que mantienen el flujo de la dopamina y fomentan la mentalidad atlética saludable de fijarse un objetivo y conseguirlo.

Permíteme agregar que la dopamina saca tu lado competitivo, lo que proporciona una emoción extra. Entonces, si te gusta correr maratones, jugar basquetbol o practicar cualquier otro deporte, son buenas actividades si te dan una sensación positiva de logro cuando ganes o alcances alguna meta atlética.

Si no eres del tipo atlético, intenta buscar ejercicios que te gustaría llevar a cabo. Quizá sea buena idea inscribirse a clases de baile, jugar *paddleboard* o pasearte en kayak, o ir a recorrer por la montaña. Si te gustaba andar en bicicleta de niño, podrías invertir un poco en comprarte una nueva y hacerlo otra vez. Al elegir realizar ejercicios divertidos, desarrollas hábitos que, en última instancia, te ayudan a que circule más dopamina.

Hay algo más que es importante que sepas de la dopamina y el ejercicio. Recuerda que la dopamina es una recompensa química que produce placer. Si vas al gimnasio a levantar pesas o a correr en la banda porque sientes que tienes que hacerlo y tienes que obligarte a hacer tu rutina mientras miras al reloj, es posible que no estés obteniendo gran cantidad de placer de la experiencia. Se vuelve una obligación, no algo que estás disfrutando. Bajo estas condiciones, tu cuerpo no liberará mucha dopamina, porque para ello se requiere participar en actividades que nos resulten placenteras.

No obstante, incorporar un componente placentero en el ejercicio, como escuchar música, hacer baile aeróbico o ejercitarse en la naturaleza acentuará la liberación de dopamina. Nunca dejes que el ejercicio se sienta como una tortura o algo pesado; más bien, piensa en él como una labor de amor gratificante.

Al hacerlo, desatarás el poder de la dopamina, además de obtener todos los beneficios asombrosos de ejercitarse de manera regular.

Incrementa el GABA

Pienso que el GABA (ácido gamma-aminobutírico) es como el freno del cerebro. Es un neurotransmisor calmante que reduce la actividad de las neuronas y del sistema nervioso central. Esto hace que el cerebro y el cuerpo reduzcan su paso, lo que favorece un mejor sueño, menores cantidades de estrés mental y físico y un estado de ánimo más tranquilo. También puede prevenir las causas psicológicas de comer en exceso, ya que se ha observado que la gente con una deficiencia de GABA come mucho y demasiado rápido para lidiar con su ansiedad y su estrés.

Si batallas con antojos o con comer en exceso, o bien, te sientes abrumado o muy estresado, puedes buscar contribuir positivamente a los niveles de GABA en tu sistema de las siguientes maneras:

- ◆ Desestresándote con meditación o yoga. Muchos estudios demuestran que la meditación y las prácticas meditativas como el yoga o el taichí tienen beneficios científicamente comprobados, entre los que se incluye el aumento del GABA.
- ◆ Manteniéndote activo para aumentar el GABA. Además de sus conocidos beneficios para aliviar el estrés, el ejercicio regular ayuda a aumentar el GABA y su acción positiva en el cerebro.

¡Cuál es el mejor ejercicio para ti!

Cuando se trata de hacer ejercicio, algunas personas son pura dopamina; otras necesitan un empuje de serotonina o de GABA. Haz este breve cuestionario para saber cuál es tu configuración y qué tipo de ejercicios podrían ser los mejores para tu cerebro y tu cuerpo en el camino para ayudarte con el hambre y los antojos. Encierra la respuesta que te describa mejor.

1. Me siento sumamente motivado.
   Sí
   No

2. Necesito más motivación.
   Sí
   No

3. Disfruto competir con otros.
   Sí
   No

4. Necesito relajarme y descansar más.
   Sí
   No

5. Me encanta fijarme metas y cumplirlas.
   Sí
   No

6. A menudo me siento extenuado por el estrés.
   Sí
   No

7. Me gustan los juegos físicos y el deporte.
   Sí
   No

8. Siento el cuerpo tenso la mayor parte del tiempo.

Sí

No

9. Me encantan las aventuras.

Sí

No

10. Prefiero, por lo general, actividades solitarias.

Sí

No

PUNTAJE

Revisa tus respuestas.

Si respondiste «sí» a la mayoría de las afirmaciones impares, tienes una predisposición a la dopamina, lo que significa que te beneficiarás más de las actividades desafiantes con resultados claros que se pueden medir, como los deportes en equipo, las pruebas de atletismo, el esquí y las clases de acondicionamiento físico en grupo. Estas actividades son las más adecuadas para cualquier persona que sea exteroceptiva en términos generales, es decir, que responda bien a los estímulos del entorno exterior al cuerpo.

Si respondiste de manera positiva a la mayoría de las afirmaciones pares, tus mejores opciones son los ejercicios que producen serotonina y GABA, como el yoga, el taichí y cualquier actividad al aire libre no competitiva en la que no se evalúe el rendimiento. Estos son ejemplos de actividades interoceptivas en las que hay una tendencia a centrarse en el funcionamiento interno de tu cuerpo, como la regulación de la respiración, la flexibilidad, la digestión y demás.

TRUCO PARA EL HAMBRE:
programa tus comidas y rutinas de ejercicio

He aquí algunos consejos basados en investigaciones para ayudarte a normalizar tu apetito con el ejercicio. Un artículo crítico que se publicó en *Physiology and Behavior* analizó estudios que abordaban la relación entre el horario de la actividad física y el control del apetito. Su reseña observó que si te ejercitas:

☞ Antes de comer, fomentas la pérdida de peso y su control y reduces la acumulación de grasa en el abdomen.

☞ Justo después de comer, te sentirás más lleno, reducirás tu hambre y bajarás los niveles de grelina, que estimula el apetito.

☞ En la mañana, puedes reducir tu apetito por el resto del día.

En conclusión, sincronizar tu ejercicio y tus comidas es una gran estrategia para controlar el hambre.

TRITURADOR DE ANTOJOS:
diversifica tu microbioma intestinal con ejercicio

¿Quieres otra razón para hacer ejercicio? ¡Mejorarás tu función intestinal! No, no me estoy refiriendo a tener un abdomen marcado, sino a tu microbioma. El ejercicio puede aumentar la diversidad de tu microbioma, de modo que haya más bacterias benéficas que nocivas, y ya sabemos que esto ayuda a reducir los antojos y el hambre. En una investigación de la Universidad de Illinois, publicada en *Medicine and Science in Sports and Excersise*, investigadores descubrieron que ejercitarse durante seis semanas puede diversificar tu microbioma, independientemente de otros factores.

En este estudio, se reclutó a 32 adultos sedentarios y se tomaron muestras de sus bacterias intestinales. Después, los participantes realizaron una rutina cardiovascular entre treinta y sesenta minutos tres veces a la semana, por seis semanas. Al final de las seis semanas, se volvieron a tomar muestras intestinales.

Descubrieron que los microbiomas de los participantes habían cambiado. Muchos mostraban un incremento en ciertas bacterias benéficas que ayudan a producir ácidos grasos de cadena corta. Estos ácidos grasos reducen el riesgo de inflamación, así como de diabetes tipo 2, obesidad y enfermedades cardiacas, y también estimulan la secreción de hormonas que regulan el hambre, como el PYY y el péptido similar al glucagón-1 (GLP-1) los cuales reducen el apetito y hacen que te sientas lleno después de comer.

Después del periodo inicial de seis semanas, los participantes adoptaron un estilo sedentario por otras seis semanas. Los investigadores volvieron a tomar muestras de los microbiomas al final de este periodo y descubrieron que los niveles de los bichos intestinales buenos descendieron a aquellos en los que se encontraban antes del primer periodo experimental del ejercicio. Este hallazgo sugiere que el impacto del ejercicio en el microbioma durante solo seis semanas puede ser transitorio y que el ejercicio debe realizarse con regularidad para conseguir una diversidad intestinal ideal.

CONSEJOS ADICIONALES: CÓMO PLANIFICAR RUTINAS QUE CONTROLEN EL HAMBRE

Hacen falta más investigaciones que exploren la relación entre el ejercicio y el apetito, pero hay suficiente información disponible para ayudarte a planificar tus rutinas para reducir el hambre y los antojos. Algunas sugerencias generales son:

◆ Incluye ejercicios cardiovasculares en tu rutina semanal, ya que ayudan a controlar las hormonas del hambre e incrementan la serotonina para ayudarte a combatir los antojos. Treinta minutos de este tipo de ejercicios dos o tres veces por semana es un buen inicio.

◆ Considera hacer entrenamiento de fuerza, tal vez dos veces por semana, y ejercitar todo tu cuerpo cada vez que lo hagas.

◆ Incluye un poco de yoga al menos dos veces por semana, sobre todo si tienes predisposición a comer por estrés o para lidiar con tus emociones; también si tienes concentraciones bajas de serotonina.

◆ Haz tus rutinas en exteriores siempre que puedas, ya que hacer ejercicio en la naturaleza controla el hambre y los antojos de manera eficaz y, además, es agradable (¡excelente para aumentar los niveles de dopamina!).

◆ Identifica las actividades físicas que disfrutas y haz que sean lo más placenteras posible para potenciar la liberación de dopamina.

Sin importar el ejercicio que elijas, lo único que te pido es que no bases tus elecciones solamente en lo bien que controlan tu hambre. Todos necesitamos hacer ejercicios cardiovasculares, de fuerza y de flexibilidad con regularidad, porque tienen múltiples beneficios para la salud. Elige, sobre todo, actividades que disfrutes, para que sea más probable que las practiques a largo plazo.

PARTE III

~

¡NO MÁS HAMBRE!

10

Comidas increíblemente llenadoras: reajusta tu hambre y antojos en dos semanas

¿Estás listo para empezar a controlar tu hambre y triturar tus antojos de forma natural y sin esfuerzo? Es exactamente lo que vas a hacer durante las siguientes dos semanas y experimentarás lo que se siente no tener tanta pinche hambre.

Cada día incluye alimentos que sabes que fortalecen la salud y te ayudan a sentirte lleno y satisfecho sin esfuerzo. Ahora bien, puedes seguir este plan justo como está escrito o cambiar algunos de los desayunos, los almuerzos y las comidas principales. También proporciono ejemplos de cuándo puedes utilizar las sobras para evitar desperdiciar comida.

Las listas de compras que presento a continuación están diseñadas con base al plan de comidas y de las recetas que están en el capítulo 11. Aquí hay algunas recomendaciones adicionales que te pueden ayudar:

1. No necesitas seguir el plan de comidas al pie de la letra. Por ejemplo, si alguno de mis licuados se vuelve tu

desayuno favorito, siéntete con la libertad de tomarlo varios días seguidos. Usa las recetas que más te gusten cuando planees tus comidas.

2. Cada receta contiene domadores del hambre y trituradores de antojos, así que intenta incluir tantos como te sea posible en tu planeación de comidas cada día.

3. Come hasta que te sientas satisfecho, no hasta reventar.

4. Si decides hacer un ayuno circadiano, utiliza la hora en la que te acuestas como marcador aproximado para programar tus comidas. Puedes hacer la primera comida (el desayuno) a las diez de la mañana, por ejemplo, y terminar tu comida principal cerca de las ocho de la noche. También puedes acortar tu ventana de alimentación y alargar la del ayuno si finalizas la comida fuerte del día a las cinco de la tarde. Sea cual sea la hora que fijes para tus comidas, asegúrate de dejar de comer dos o tres horas antes de acostarte.

5. Haz tus comidas en horarios regulares para controlar el hambre y los antojos. También es buena idea complementar tus comidas con verduras, especias, tés y frutos rojos. Para estos alimentos, no hay límite, disfrútalos cuanto quieras.

6. Trata de comer probióticos, como yogur, kéfir, o *kombucha* todos los días.

7. Mantente hidratado. Bebe entre dos y tres litros de agua todos los días.

8. Practica mi técnica 3-2-1 tres veces a la semana.

9. Complementa tu día con las tres S: sol (al menos veinte minutos al día), sueño y superación del estrés.

SEMANA 1

Día 1

DESAYUNO: *hot cakes* veganos de plátano ricos en fibra con salsa de arándanos azules (véase p. 241).

ALMUERZO: guisado de frijoles negros y camote (véase p. 255).

REFRIGERIO: *dip ranch* de yogur con verduras crudas (véase p. 270).

COMIDA PRINCIPAL: pollo/tofu con aceitunas y dátiles, con *kale* salteado (véase p. 251).

Día 2

DESAYUNO: huevos indios picantes (véase p. 243).

ALMUERZO: sobras de pollo/tofu con aceitunas y dátiles, con *kale* salteado (véase p. 251).

REFRIGERIO: sobras del *dip ranch* de yogur con verduras crudas (véase p. 270).

COMIDA PRINCIPAL: sobras del guisado de frijoles negros y camote (véase p. 255).

Día 3

DESAYUNO: licuado de cerezas y crema de almendras (véase p. 277).

ALMUERZO: *kimchi* (véase p. 268) con sopa de poro, col y camote (véase p. 271).

REFRIGERIO: kéfir de coco con un puñado de nueces de Castilla (véase p. 274).

COMIDA PRINCIPAL: salteado de tofu, brócoli, chícharos chinos y germen de soya (véase p. 256).

Día 4

DESAYUNO: tazón de avena *chai latte* (véase p. 245).

ALMUERZO: sobras del salteado de tofu, brócoli, chícharos chinos y germen de soya (véase p. 256).

REFRIGERIO: una taza de lo que sobró de la sopa de poro, col y camote (véase p. 271).

COMIDA PRINCIPAL: lentejas marroquíes especiadas (véase p. 264).

Día 5

DESAYUNO: *omelette* de garbanzos con espinacas y queso de cabra (véase p. 246).

ALMUERZO: canastas de lechuga con tofu crujiente preparadas en la freidora de aire (véase p. 257).

REFRIGERIO: kéfir de coco con un puñado de nueces de Castilla (véase p. 274).

COMIDA PRINCIPAL: sobrante de lentejas marroquíes especiadas (véase p. 264).

Día 6

DESAYUNO: claras revueltas a la cúrcuma con *kale*, garbanzo, camote y yogur (véase p. 248).

ALMUERZO: crema de brócoli con queso (véase p. 272).

REFRIGERIO: *chai* helado de leche de avena (véase p. 275).

COMIDA PRINCIPAL: *tempeh* y brócoli rostizado con salsa de cacahuate (véase p. 262).

Día 7

DESAYUNO: papilla de frutos rojos con yogur (véase p. 249).

ALMUERZO: sobras de la crema de brócoli con queso (véase p. 272).

REFRIGERIO: bebida caliente de moka y menta con un puñado de nueces de Castilla (véase p. 276).

COMIDA PRINCIPAL: tofu crujiente rostizado con *berbere* y verduras (véase p. 259).

SEMANA 2

Día 1

DESAYUNO: el *parfait* de yogur más saludable (véase p. 250).

ALMUERZO: sobras del tofu crujiente rostizado con *berbere* y verduras (véase p. 259).

REFRIGERIO: fruta cubierta con chocolate oscuro (véase p. 280).

COMIDA PRINCIPAL: salmón sellado con mantequilla de limón real y ajo (véase p. 266) (incluye la guarnición de coles de Bruselas).

Día 2

DESAYUNO: malteada proteica de vainilla y *chai* (véase p. 275).

ALMUERZO: ensalada libanesa de *kale* picado con *falafel* en freidora de aire (véase p. 253).

REFRIGERIO: *dip ranch* de yogur con verduras (véase p. 270).

COMIDA PRINCIPAL: acelga china y hongos *shiitake* con camarones al ajo (véase p. 268).

Día 3

DESAYUNO: pudín de avena rico en proteínas con cardamomo y ciruelas (véase p. 244).

ALMUERZO: guisado de frijoles negros y camote (véase p. 255).

REFRIGERIO: *kombucha* (véase p. 277) con monedas de chocolate y menta con nibs de cacao (véase p. 281).

COMIDA PRINCIPAL: sopa de poro, col y camote con carne de res (véase p. 271).

Día 4

DESAYUNO: huevos indios picantes (véase p. 243).

ALMUERZO: sobras de la sopa de poro, col y camote con carne de res (véase p. 271).

REFRIGERIO: licuado de cerezas y crema de almendras (véase p. 277).

COMIDA PRINCIPAL: salmón sellado con mantequilla de limón real y ajo (véase p. 266) con *kimchi* (véase p. 268).

Día 5

DESAYUNO: *hot cakes* veganos de plátano ricos en fibra con salsa de arándanos azules (véase p. 241).

ALMUERZO: canastas de lechuga con tofu crujiente en freidora de aire (véase p. 257).

REFRIGERIO: monedas de chocolate y menta con nibs de cacao (véase p. 261) y *kombucha* (véase p. 277).

COMIDA PRINCIPAL: pollo/tofu con aceitunas y dátiles, con *kale* salteado (véase p. 251).

Día 6

DESAYUNO: pudín de chía y especias de pay de calabaza

ALMUERZO: tofu crujiente rostizado con berbere y verduras (véase p. 259).

REFRIGERIO: *brownies* suavecitos de frijol negro (véase p. 282).

COMIDA PRINCIPAL: mezcla de tofu al curry con espinacas y jitomate (véase p. 261).

Día 7

DESAYUNO: tazón de yogur de té verde con frutos rojos y chocolate (véase p. 284).

ALMUERZO: sobras de la mezcla de tofu al curry con espinacas y jitomate (véase p. 261).

REFRIGERIO: sobras de los *brownies* suavecitos de frijol negro (véase p. 282).

COMIDA PRINCIPAL: lentejas marroquíes especiadas (véase p. 264).

Después de leer el plan de comidas y sus recetas correspondientes, revisa lo que hay en tu cocina y alacena para ver cuáles ingredientes ya tienes y cuáles te hace falta comprar. Hacer la despensa con anticipación te permitirá hacer las preparaciones necesarias y cocinar con anticipación para mayor comodidad.

Las siguientes listas de compra incluyen todos los ingredientes que aparecen en las recetas del capítulo 11. Donde se especifican cantidades; son una guía general. Es posible que necesites menos o más cantidad de ciertos alimentos, dependiendo del número de personas para las que cocines y de las recetas que vayas a utilizar.

ALIMENTOS BÁSICOS PARA TENER A LA MANO

PARA HORNEAR

Polvo para hornear

Harina de garbanzo

Maicena o polvo de arrurruz (*Maranta arundinacea*)

Levadura nutricional

Cocoa en polvo

Harina blanca integral o harina para todo uso sin gluten

ESPECIAS Y SABORIZANTES

Pimienta Alepo (opcional)

Pimienta gorda molida

Sazonador *berbere* (mezcla de especias etíopes)

Pimienta negra recién molida

Cardamomo molido

Pimienta de cayena

Chile en polvo

Canela

Clavo molido

Cilantro molido

Comino molido

Curry en polvo

Eneldo seco

Garam masala

Ajo en polvo

Jengibre molido

Gochugaru (chile rojo coreano en polvo)

Pétalos de flor de Jamaica secos

Flores de lavanda secas

Hojuelas de cebolla seca

Cebolla en polvo

Hojuelas de perejil seco

Aceite esencial de menta (comestible)

Especias para pay de calabaza

Extracto puro de vainilla

Hojuelas de chile rojo

Sal de mar

Flor de sal de mar

Chile morrón ahumado

Tomillo seco

Cúrcuma molida

CONDIMENTOS

Vinagre de manzana
Salsa de pescado o salsa de pescado vegana
Vinagre de vino tinto
Salsa de soya o *tamari* bajos en sodio
Salsa *sriracha*

GRASAS Y ACEITES

Crema de almendras
Mantequilla
Aceite de coco
Aceite de oliva extra virgen
Ghee (mantequilla clarificada)
Mayonesa
Crema de cacahuate, natural, cremosa
Aceite de ajonjolí
Mantequilla vegana
Aceite de nuez de Castilla

ENDULZANTES

Miel de agave
Azúcar morena, una pequeña cantidad
Azúcar granulada
Estevia líquida
Jarabe de maple

LISTA DE COMPRAS
DE LA SEMANA 1

FRUTA

Aguacate, 1

Plátano, 1

Arándanos azules, frescos o congelados

Cerezas negras dulces congeladas

Limón real, 2

Limón agrio, 3

Jugo de naranja, tres cucharadas

Fresas congeladas

Frambuesas congeladas

VERDURAS Y HIERBAS FRESCAS

Espinaca *baby*, 140 g

Germen de soya, 1 taza

Hojas de lechuga francesa, 16 hojas de 1 cabeza

Brócoli, 3 cabezas pequeñas más sus floretes, suficiente para 1½ taza

Col, 10 ½ tazas rallada o prerrallada, una bolsa de 400 g, aproximadamente

Zanahorias, 4

Cabecitas de coliflor, 2 tazas

Cebollín, un paquete pequeño

Cilantro, un manojo pequeño

Jitomates triturados, una lata de 440 g

Daikon o rábano japonés, 1

Dientes de ajo, 8

Jengibre, 1

Kale de hoja rizada (col rizada), ½ manojo

Kale de hoja plana (col silvestre), 1 manojo

Poros, 3 medianos

Col napa o china, 1 cabeza mediana

Perejil, un manojo

Jitomate saladet, 1

Chile morrón rojo, 1

Romero, varias ramitas

Papa *russet*, 1

Cebolla cambray, 5

Chile serrano, 2

Chalota, 1

Chícharos chinos, 1 taza

Camotes, 3 medianos, 1 pequeño

Cebollas amarillas, 1 mediana, 1 pequeña

PROTEÍNAS

Frijoles negros, 1 lata de 440 g

Pechuga de pollo sin hueso y sin piel, 2

Garbanzos, 1 lata de 440 g

Huevos, 4

Claras de huevo líquidas, ½ taza o las claras de 4 huevos de galli-
na, o de huevos veganos

Salmon, 4 filetes

Tempeh, 225 g

Tofu extra firme, 3 paquetes de 396 g

Proteína vegetal de vainilla en polvo sin azúcar, 1 bote de 1.2 kg, como la proteína orgánica en polvo Orgain

Lentejas marrones o verdes enteras, 1 taza

PANES Y CEREALES

Avena en hojuelas

Pan *naan* de grano entero

FRUTOS SECOS Y SEMILLAS

Chía

Linaza

Ajonjolí

Nueces de Castilla

ALIMENTOS LÁCTEOS Y NO LÁCTEOS

Suero de leche en polvo

Leche entera de coco, 2 latas de 400 ml

Yogur griego o a base de plantas, 2 tazas

Leche de avena, 1¾ de taza

Leche de origen vegetal, de cualquier tipo, sin endulzar 1¼ tazas

Queso *cheddar* fuerte, 115 g, rallado

Queso de cabra suave, 115 g; queso feta desmoronado 115 g; o el queso vegano de tu elección, 115 g

VARIOS

Polvo *Chai Latte* AmyMD, o cualquier mezcla de especias *chai* (consulta la receta de la p. 275)

Alcaparras

Caldo de pollo, 4 tazas

Dátiles sin hueso

Café exprés o muy fuerte

Aceitunas Kalamata, deshuesadas, ¼ de taza

Granos de kéfir

LISTA DE COMPRAS
DE LA SEMANA 2

FRUTAS

Manzana seca, 8

Duraznos secos, 8

Aguacate, 1

Plátano, 2

Zarzamoras frescas

Arándanos azules frescos

Arándanos azules congelados, 1 taza

Cerezas negras dulces congeladas

Limón real, 3

Limón agrio, 1

Naranja, 1

Ciruela, 1 pequeña

Ciruelas pasas, 8

Frambuesas frescas, ½ taza

Fresas frescas

VERDURAS

Acelga china *baby*, 500 g

Espinaca *baby*

Hojas de lechuga francesa, 16 de una cabeza

Coles de Bruselas, 1 kg

Col, 10 ½ tazas rallada, o prerrallada, una bolsa de 400 g aproximadamente

Zanahorias, 6

Cabecitas de coliflor, 4 tazas

Jitomate *cherry* o uva, ½ taza

Cebollín

Cilantro, 1 manojo

Jitomate triturado, 1 taza de 440 g

Dientes de ajo, 14

Chile jalapeño, 1

Kale, 1 manojo

Poro, 3 medianos

Perejil, un manojo

Jitomate saladet, 1 grande

Puré de calabaza, 1 taza

Chile morrón rojo, 1

Cebolla morada, 6

Romero, algunas ramitas

Cebolla cambray, 3

Chile serrano, 1

Chalota, 1

Hongos *shiitake*, 115 g

Camotes, 3 medianos

Cebolla amarilla, 1 pequeña

PROTEÍNAS

Frijoles negros, 2 latas de 440 g

Pechuga de pollo sin hueso y sin piel, 2

Huevos, 4

Huevos veganos

Salmón, 8 filetes de 150 g, aproximadamente

Camarón, mediano, 500 g sin cáscara y desvenado

Sirloin, 225 g

Tofu, 3 paquetes de 400 g, extra firme y 1 paquete adicional de 225 g, extra firme

Proteína vegetal de vainilla en polvo sin azúcar, 1 bote de 1.2 kg, como la proteína orgánica en polvo Orgain

Lentejas marrones o verdes enteras, 1 taza

PANES Y CEREALES

½ taza de granola sin azúcar añadido

Avena en hojuelas, 1 taza

½ taza de avena instantánea

Pan *naan* integral

FRUTOS SECOS Y SEMILLAS

Almendras

Chía

Linaza molida

Nuez pecana

Pepitas (semillas de calabaza)

Pistaches

Ajonjolí

Nueces de Castilla

ALIMENTOS LÁCTEOS Y NO LÁCTEOS

Suero de leche en polvo

Queso feta desmoronado, ¼ de taza

Yogur griego o de origen vegetal, 4 tazas

Leche de avena, 1 taza

Leche de origen vegetal, de cualquier tipo, sin endulzar, 5 tazas

VARIOS

Polvo *Chai Latte* AmyMD o cualquier mezcla de especias *chai* (consulta la receta de la p. 275)

Nibs de cacao

Alcaparras

Caldo de pollo o de verduras 2½ tazas

Dátiles sin hueso

Polvo *matcha* de alta calidad

Aceitunas Kalamata sin hueso ¼ de taza

SCOBY (Cultivo simbiótico de bacterias y levaduras) 1 (véase la nota sobre fuentes en la p. 279)

Líquido iniciador, de 1 a 2 tazas

Chispas de chocolate oscuro sin azúcar, 680 g, más ½ taza

Bolsas de té (verde, negro, blanco o surtido), 6

11

Recetas deliciosas
que te mantendrán lleno

¡Es hora de empezar a cocinar! Las siguientes recetas son una recopilación de los platillos más efectivos para calmar el hambre —que además son deliciosos— muchos de los cuales vienen de mi herencia cultural. La mayoría de ellos son veganos o vegetarianos, pero siéntete en libertad de incluir pescado, pollo o res de origen orgánico en los que desees.

Todas las recetas siguen mis lineamientos para calmar el hambre y triturar los antojos, y presentan los alimentos que destaqué en este libro. Etiqueté las recetas que trituran los antojos (TA), las que doman el hambre (DH) así como las que son veganas (V) y libres de gluten (LG). Cada receta se diseñó para trabajar en armonía con mi plan de comidas. ¡Buen provecho!

PLATILLOS PARA EL DESAYUNO/*BRUNCH*

Hot cakes veganos de plátano ricos en fibra con salsa de arándanos azules

V, LG, DH

Rinde de 2 a 4 porciones

PARA LOS *HOT CAKES*

1 taza de harina integral o harina para todo uso libre de gluten

2 cucharadas de linaza molida

2 cucharaditas de polvo para hornear

¼ de cucharadita de sal de mar

½ cucharadita de canela

1 plátano grande maduro, triturado hasta que esté casi licuado

1 taza de leche de avena

½ cucharadita de extracto puro de vainilla

1 cucharada de jarabe de maple o de 6 a 9 gotas de estevia líquida (opcional)

Mantequilla vegana, para freír

PARA LA SALSA DE ARÁNDANOS AZULES

1 taza de arándanos azules, frescos o congelados

¼ de taza y una cucharada de agua

¼ de taza de jarabe de maple o ½ cucharadita de estevia líquida

1 cucharada de jugo de limón real fresco

1 cucharada de maicena o arrurruz en polvo

¼ de cucharadita de extracto puro de vainilla

1½ cucharadita de ralladura de limón real

1. Para los *hot cakes*: en un tazón mediano, mezcla la harina, la linaza, el polvo para hornear, la sal y la canela. Haz un hueco en el centro.

2. En un tazón pequeño, bate el plátano, la leche de avena, la vainilla y el jarabe de maple (si lo usas). Vierte los ingredientes líquidos en los ingredientes secos en un solo movimiento. Mezcla con suavidad hasta que apenas queden integrados. La masa estará un poco grumosa; no pasa nada. Déjala reposar durante 10 minutos.

3. Mientras tanto, ve preparando la salsa de arándanos azules: en una olla pequeña, mezcla los arándanos, ¼ de taza de agua, el jarabe de maple y el jugo de limón. Deja que alcance el hervor, mientras mueves con frecuencia. En un tazón pequeño, bate la maicena con 1 cucharada de agua fría o a temperatura ambiente. Añade la mezcla poco a poco a los arándanos, moviendo constantemente. Cuece a fuego lento hasta que la salsa espese y cubra el dorso de la cuchara, durante unos 5 min. Retira del fuego y añade la vainilla y la ralladura del limón.

4. Para cocinar los *hot cakes*, derrite un poco de mantequilla en un sartén antiadherente grande a fuego medio. Cuando la mantequilla burbujee, vierte porciones de ¼ de taza en el sartén. Cocina los *hot cakes* hasta que aparezcan burbujas en la superficie y la parte inferior esté dorada. Dales la vuelta y cocina hasta que se doren por el otro lado. Repite la operación con el resto de la mezcla; añade más mantequilla si es necesario.

5. Sirve de inmediato, cubiertos con la salsa de arándanos tibia.

Huevos indios picantes

LG (si no se acompaña de naan)

V (si se usan huevos veganos) DH

Rinde 2 porciones

1 cucharada de *ghee*, mantequilla o mantequilla vegana

½ cebolla morada pequeña, finamente picada

1 chile serrano, sin semillas, finamente picado

1 diente de ajo, picado

¼ de cucharadita de comino molido

¼ de cucharadita de *garam masala*

¼ de cucharadita de cúrcuma molida

Sal de mar

1 jitomate saladet grande, sin semillas, finamente picado

4 huevos batidos o 4 huevos veganos

¼ de taza de cilantro fresco picado, dividido en dos

Naan integral tostado, para acompañar (opcional)

1. Derrite el *ghee* en un sartén antiadherente mediano a fuego medio-bajo. Añade la cebolla, el chile y el ajo. Cocina, revolviendo con frecuencia, hasta que la cebolla se ablande, durante unos 5 min. Añade el comino, el *garam masala*, la cúrcuma y sal al gusto. Continúa revolviendo con frecuencia hasta que las especias suelten su aroma.

2. Añade el jitomate, revolviendo suavemente, durante 1 min. Añade los huevos y reduce el fuego a bajo. Sigue revolviendo de vez en cuando hasta que los huevos estén cocidos, pero todavía brillantes, durante unos 5 min. Añade la mitad del cilantro y retira el sartén del fuego. Deja reposar 1 min, revolviendo solo una vez, hasta que los huevos queden firmes.

3. Sirve en dos platos y espolvorea el cilantro restante. Sírvelo con *naan* tostado si lo deseas.

Pudín de avena rico en proteínas
con cardamomo y ciruelas

V, LG, DH

Rinde 1 porción

½ taza de avena en hojuela

1 taza de leche de origen vegetal sin endulzar, dividida en dos

¾ de taza de agua

¼ de cucharadita de cardamomo molido, dividida en dos

Una pizca de sal de mar

1 medida de proteína vegetal de vainilla en polvo sin azúcar

1 cucharada de crema de almendras

2 cucharadas de yogur griego o vegetal

2 cucharaditas de jarabe de maple o 6 gotas de estevia líquida, divididas en dos

1 ciruela madura pequeña, sin hueso y en rebanadas o ½ taza de fresas frescas rebanadas

1. En una olla pequeña, combina la avena, ¾ de taza de la leche, el agua, ⅛ de cucharadita del cardamomo y la sal. Calienta hasta que llegue al hervor y baja el fuego. Cuece a fuego lento hasta que la avena esté tierna, durante unos 4 min. Pasa la avena a un tazón y deja que se enfríe un poco. Incorpora la proteína en polvo, el ¼ de taza de leche restante, la crema de almendras, el yogur, y 1 cucharadita de jarabe de maple (o 3 gotas

de estevia). Deja que se enfríe por completo, luego tápala y refrigérala toda la noche.

2. Para servir, mezcla la ciruela, el ⅛ de cucharadita de cardamomo restante y la cucharadita de jarabe de maple restante (o 3 gotas de estevia) en un tazón pequeño. Deja reposar por 5 minutos.

3. Cubre el pudín con la fruta y los jugos acumulados y sírvelo.

Tazón de avena *chai latte*

V, LG, DH

Rinde 2 porciones

PARA LA AVENA

2 tazas de agua

¼ de cucharadita de sal marina

1 taza de avena en hojuelas

2 cucharadas de Polvo *Chai Latte* AmyMD (ver nota) o mezcla de especias *chai* (receta a continuación)

1 cucharadita de extracto puro de vainilla

½ taza de leche vegetal sin endulzar (natural o de vainilla)

PARA LOS ACOMPAÑAMIENTOS

Hojuelas de coco sin azúcar, ligeramente tostadas

Linaza

Frutos rojos frescos, como fresas, frambuesas, arándanos y/o moras

1. En una olla pequeña, pon a hervir el agua y la sal a fuego medio-alto. Reduce el fuego y añade la avena y el *chai latte* en polvo. Cuece, revolviendo con frecuencia, hasta que la avena esté espesa y cremosa, como unos 10 minutos.
2. Retira la olla del fuego y añade el extracto de vainilla y la leche vegetal.
3. Reparte la avena en dos tazones y pon encima hojuelas de coco, linaza y frutos rojos frescos.

NOTA: si no tienes el Polvo *Chai Latte* AmyMD a la mano, añade ½ cucharadita de una mezcla de especias *chai* de marca comercial y 8 gotas de estevia líquida con el extracto de vainilla y la leche vegetal. También puedes preparar tu propia mezcla de especias combinando:

Entre ¼ a ½ taza de té instantáneo en polvo

1 cucharadita de jengibre molido

1 cucharadita de canela molida

½ cucharadita de cardamomo molido

½ cucharadita de clavo molido

Omelette de garbanzos con espinacas y queso de cabra

V, LG, DH

Rinde 2 porciones

1 taza de harina de garbanzo

2 cucharadas de levadura nutricional

½ cucharadita de polvo para hornear

½ cucharadita de chile morrón ahumado

¼ de cucharadita de ajo en polvo

¼ de cucharadita de cebolla en polvo

Sal de mar

3 cucharadas de aceite de oliva extra virgen

140 g de espinacas tiernas

Pimienta negra recién molida

115 g de queso de cabra suave, queso feta desmoronado o el queso vegano de tu elección

1. En un tazón mediano, bate la harina de garbanzo, la levadura nutricional, el polvo para hornear, el chile morrón ahumado, el ajo en polvo, la cebolla en polvo y ½ cucharadita de sal. Añade poco a poco 1 taza de agua. Deja reposar 10 min o hasta 1 h para que se espese.

2. Mientras reposa la masa, calienta 1 cuchara de aceite de oliva extra virgen en un sartén antiadherente mediano a fuego medio-alto. Añade las espinacas y cocínalas, revolviendo con frecuencia, hasta que se ablanden, más o menos en 2 min (las espinacas deben seguir siendo de color verde brillante). Sazona al gusto con sal y pimienta. Reservar.

3. Para hacer el *omelette*, calienta 1 cucharada de aceite de oliva en un sartén antiadherente. Cuando el aceite esté brillante y casi humeante, mueve el sartén y vierte inmediatamente ¾ de taza de la masa de garbanzo, moviendo el sartén para cubrir la superficie. Cocina sin revolver durante 1 min, hasta que la superficie del *omelette* parezca seco y se deslice fácilmente. Cubre la superficie con la mitad de las espinacas y la mitad del queso. Cocina durante 30 s y, a continuación, utiliza una espátula delgada para doblar el *omelette* por la mitad. Cocina 1 min más, volteándolo a la mitad de ese tiempo, hasta que el queso se derrita y el *omelette* esté dorado. Repite la operación

con la cucharada de aceite, la masa, las espinacas y el queso restantes.

4. Sirve de inmediato.

Claras revueltas a la cúrcuma
con *kale*, garbanzo, camote y yogur

V, LG, DH

Rinde 2 porciones

1 camote pequeño, pelado y cortado en cubitos

2 cucharadas de aceite de oliva extra virgen, divididas en dos

Sal de mar y pimienta negra recién molida

½ manojo de *kale*, sin tallo y cortado en trozos grandes

⅔ de taza de garbanzos enlatados, escurridos y enjuagados

½ taza de claras de huevo líquidas o huevos veganos

¼ cucharadita de cúrcuma molida

½ taza de yogur griego natural o vegetal

Pimienta de Alepo (opcional)

Gajos de limón agrio, para servir

1. Precalienta el horno 220 °C. En un tazón mediano, mezcla los trocitos de camote con 2 cucharaditas de aceite de oliva y añade sal y pimienta al gusto. Extiéndelos sobre la mitad de una bandeja grande para hornear con borde y hornéalos durante 20 minutos.

2. Cuando los camotes lleven 20 min en el horno, pon el *kale* en un tazón mediano y rocíalo con dos cucharaditas de aceite de oliva. Masajea suavemente durante 30 s para ablandarlo.

Añade los garbanzos al tazón, sazona al gusto y mezcla. Reparte el *kale* y los garbanzos en la otra mitad de la bandeja para hornear y ásalos hasta que el *kale* esté crujiente y ligeramente dorado por los bordes, durante cerca de 5 min, y los camotes estén tiernos y empiecen a dorarse y caramelizarse.

3. Mientras tanto, en un tazón mediano, bate las claras de huevo con la cúrcuma y añade sal y pimienta al gusto. Sazona el yogur con un toque de sal. Calienta las 2 cucharaditas restantes de aceite de oliva en un sartén antiadherente mediano a fuego medio. Añade las claras de huevo y cuécelas hasta que adquieran la consistencia deseada. Añade el *kale*, los garbanzos y los camotes al sartén y revuelve para integrar.

4. Para servir, reparte el yogur en dos platos. Cubre con la mezcla de huevo. Espolvorea con pimienta de Alepo, si la estás usando, y sirve con gajos de limón agrio.

Papilla de frutos rojos con yogur

V (si el yogur es de origen vegetal) LG, DH

Para aproximadamente 2½ tazas

3 tazas de fruta congelada (fresas, frambuesas, cerezas negras, o una combinación)

3 cucharadas de jugo de naranja

½ cucharadita de jengibre fresco rallado (o ¼ de cucharadita de jengibre molido)

1 cucharadita de chía

¾ de taza de yogur griego natural o yogur de origen vegetal, para servir

1. En una olla pequeña, pon a hervir la fruta, el jugo de naranja y el jengibre a fuego medio. Reduce el fuego y utiliza una cuchara de madera para triturar la fruta un poco.

2. Cocina a fuego medio-bajo de 8 a 10 min, revolviendo de vez en cuando, hasta que la fruta se haya espesado un poco. Retírala del fuego e incorpora las semillas de chía.

3. Pasa la fruta a un tarro o recipiente limpio y deja que se enfríe por completo. Guárdala en el refrigerador hasta una semana o congélala en bandejas de hielo y consérvala hasta un mes.

4. Para servir, vierte el yogur griego en un plato hondo. Usa ½ taza de la papilla y mézclala un poco.

El *parfait* de yogur más saludable

V (si se utiliza yogur de origen vegetal) LG, DH

Rinde 2 porciones

½ taza de granola sin azúcar añadida

¼ de taza de almendras laminadas, tostadas

1½ tazas de yogur griego natural o yogur de origen vegetal

2 cucharadas de jarabe de maple o ¼ de cucharadita de estevia líquida, divididas en dos

½ cucharadita de extracto puro de vainilla

2 cucharadas de linaza molida

½ taza de fresas rebanadas

½ taza de arándanos

½ taza de frambuesas

1 cucharadita de ralladura de naranja

1. En un tazón pequeño, mezcla la granola y las almendras.

2. En otro tazón pequeño, mezcla el yogur, 1 cucharada de jarabe de maple (o ⅛ de cucharadita de estevia líquida), el extracto de vainilla y la linaza.

3. En un tercer tazón pequeño, mezcla las fresas, los arándanos y las frambuesas. Rocía con la cucharada restante del jarabe y espolvorea con la ralladura de naranja. Revuelve para integrar y dejar reposar de 5 a 10 minutos.

4. En dos copas, vierte yogur, ⅓ de taza en cada una. Cubre el yogur con un poco de fruta, luego un poco de la mezcla de granola y frutos secos y, a continuación, más yogur, hasta que las copas estén casi llenas. Termina con la fruta y la granola. Sirve de inmediato.

PLATOS FUERTES

Pollo/tofu con aceitunas y dátiles con *kale* salteado

LG, DH

Rinde 2 porciones

PARA EL POLLO/TOFU

2 pechugas de pollo sin hueso y sin piel o 1 paquete de 226 g de *tempeh*, cortado en dos trozos

Sal de mar y pimienta negra recién molida

1 cucharada de aceite de oliva extra virgen

½ taza de dátiles sin hueso, partidos a la mitad

¼ de taza de aceitunas Kalamata sin hueso, escurridas

1 chalota cortada en rodajas finas

¼ de taza de caldo de pollo

1 cucharada de vinagre de vino tinto

1 cucharada de alcaparras, escurridas

1 ramita de romero fresco

PARA EL *KALE*

1 cucharada de aceite de oliva extra virgen

1 diente de ajo, cortado en láminas finas

1 manojo de *kale*, sin tallos y con las hojas picadas

¼ de taza de caldo de pollo

Sal de mar y pimienta negra recién molida

Perejil fresco picado (opcional)

1. PARA EL POLLO, precalienta el horno a 190 °C y salpimienta el pollo al gusto. En un sartén mediano apto para el horno, calienta el aceite de oliva a fuego medio-alto. Añade el pollo y cocínalo hasta que se dore, dándole la vuelta una vez, por aproximadamente 5 minutos.

2. Retira el sartén del fuego, añade los dátiles, las aceitunas, las chalotas, el caldo, el vinagre, las alcaparras y el romero al sartén con el pollo y revuélvelos alrededor del pollo para combinarlos.

3. Traslada el sartén al horno y cocina, sin tapar, hasta que la temperatura interna del pollo sea de 74 °C y el pollo ya no esté rosado; alrededor de 15 a 18 minutos.

4. Mientras tanto, para el *kale,* en un sartén grande, calienta el aceite de oliva a fuego medio. Añade el ajo y cocínalo, removiendo, hasta que despida su olor, alrededor de 30 s. Añade el *kale* y el caldo y revuelve para mezclarlos. Tapa y cocina hasta

que el *kale* esté blando, unos 5 min. Destapa y sigue cocinando, revolviendo con frecuencia, hasta que se haya evaporado todo el líquido, de 2 a 3 min. Salpimienta al gusto.

5. Reparte el *kale* en dos platos. Coloca el pollo, los dátiles y las aceitunas encima del *kale*. Rocíalo todo con el jugo del sartén y espolvorea con perejil, si lo deseas.

Ensalada libanesa de *kale* picado con *falafel* en freidora de aire

V, LG, DH

Rinde 4 porciones

PARA EL ADEREZO DE *TAHINI*

½ taza de *tahini*

⅔ a ¾ de taza de agua

3 cucharadas de jugo de limón real fresco

1 diente de ajo, picado

1 cucharada de aceite de oliva extra virgen

Sal de mar y pimienta negra recién molida

PARA LA ENSALADA

12 piezas de *falafel* sin gluten congelado

1 manojo pequeño de *kale*, sin tallos, picado

Aceite de oliva extra virgen

1 jitomate grande maduro, cortado en cubos

2 pepinos persas (también llamados minipepinos) en cubitos

½ pimiento verde grande, picado

5 rábanos, limpiados y cortados en cubitos

2 cebollas cambray, picadas

½ taza de aceitunas Kalamata

¼ de taza de queso feta desmoronado o queso feta vegano (opcional)

1. PARA EL ADEREZO, en un frasco pequeño con tapa, mezcla el *tahini*, ⅔ de taza del agua, el jugo de limón real, el ajo, el aceite de oliva y sal y pimienta al gusto. Agita hasta que esté bien mezclado, añadiendo más agua para conseguir la consistencia deseada. Reserva.

2. PARA LA ENSALADA, precalienta la freidora de aire a 190 °C durante 5 min. Pon el *falafel* en capas en la cesta de la freidora de aire y cocínalo hasta que esté crujiente y dorado, unos 8 o 9 min, dándoles la vuelta una vez. (MÉTODO PARA HORNO: hornéalos a 205 °C durante 8 o 9 min dándoles la vuelta una vez).

3. Mientras se cocina el *falafel*, pon el *kale* en un tazón grande. Rocíalo con un poco de aceite de oliva. Masajea durante 2 o 3 min hasta que se suavice. Añade el jitomate, los pepinos, el pimiento verde, los rábanos, las cebollas cambray y el perejil. Revuelve para integrar. Rocía con la cantidad deseada de aderezo y vuelve a mezclar.

4. Para servir, reparte la ensalada en 4 platos. Esparce las aceitunas y el queso feta, en caso de usarlos. Coloca tres trozos de *falafel* sobre cada ración. Rocía más aderezo. Sirve de inmediato.

Guisado de frijoles negros y camote

V, LG, TA

Rinde 4 porciones

1 cucharada de aceite de oliva extra virgen

1 cebolla morada pequeña, picada

1 camote mediano, pelado y cortado en cubos de aproximadamente 1 cm

2 dientes de ajo, picados

1 chile jalapeño, sin semillas y picado

2 cucharaditas de comino molido

2 cucharaditas de chile en polvo

¾ de taza de caldo de pollo o agua

1 lata de 440 g de frijoles negros, enjuagados y escurridos

2 cucharadas de cilantro fresco picado

Sal de mar y pimienta negra recién molida

1 aguacate sin cáscara y sin hueso cortado en cubos

Gajos de limón agrio

1. En un sartén grande, calienta el aceite de oliva a fuego medio-alto. Añade la cebolla y cocina, revolviendo con frecuencia, hasta que se dore ligeramente, por 3 o 4 min. Añade el camote y cocina, revolviendo con frecuencia, hasta que empiece a dorarse en algunas partes, durante alrededor de 3 a 7 minutos.

2. Incorpora el ajo, el jalapeño, el comino y el chile en polvo. Cocina, revolviendo con frecuencia hasta que empiece a desprender su aroma, por unos 30 s. Añade el caldo de pollo y cocina, raspando los trocitos dorados, hasta que se evapore el líquido, de 3 a 5 minutos.

3. Añade los frijoles negros y cocínalos hasta que se calienten. Incorpora el cilantro y sazona al gusto. Cubre con los cubos de aguacate y sirve con gajos de limón agrio.

Salteado de tofu, brócoli, chícharos y germen de soya

V, LG, DH, y TA

Rinde 4 porciones

1 paquete de 400 g de tofu extrafirme

¼ de taza de salsa de soya o *tamari* bajos en sodio

3 cucharadas de vinagre de arroz

3 cucharadas de aceite de ajonjolí, o más si es necesario

2 dientes de ajo picados

2 cucharaditas de jengibre fresco rallado

1 cucharadita de jarabe de maple o 2 gotas de estevia líquida

Una pizca de hojuelas de chile (opcional)

1 cucharada de maicena o arrurruz en polvo

1½ taza de cabecitas de brócoli

1 taza de chícharos chinos

1 taza de germen de soya fresco

2 cebollas cambray, recortadas y en rodajas

1. Envuelve un plato con dos capas de toallas de papel y coloca el tofu encima. Cúbrelo con otras dos capas de toallas de papel. Coloca un sartén pesado encima del tofu y déjalo reposar durante 15 min para que haga presión y elimine el exceso de líquido. Luego corta el tofu en cubos de aproximadamente un centímetro. Resérvalos.

2. En un tazón pequeño, bate la salsa de soya, el vinagre de arroz, 1 cucharada de aceite de ajonjolí, el ajo, el jengibre, el jarabe de maple y las hojuelas de chile rojo, si las usas. Retira la mitad de la salsa (cerca de ¼ de taza) rocíala sobre el tofu, y revuélvelo para cubrirlo. Deja reposar por 15 min. Bate la maicena al interior de la salsa restante y resérvala.

3. En un wok o un sartén grande antiadherentes, calienta las 2 cucharadas restantes de aceite de ajonjolí a fuego medio-alto. Añade el tofu marinado y cocina, revolviendo de vez en cuando, hasta que se dore. Retíralo del sartén.

4. Añade más aceite al sartén, si es necesario. Agrega el brócoli y cocínalo, moviendo con frecuencia durante 2 o 3 min. Añade los chícharos chinos y cocínalos, revolviendo con frecuencia durante 1 o 2 min. Añade el germen de soya y cocina, revolviendo con frecuencia durante 1 o 2 min. Vuelve a poner el tofu en el sartén, junto con la salsa que reservaste. Cocina y revuelve hasta que burbujee y espese un poco, de 1 a 2 minutos.

5. Divide el salteado en 4 platos. Decóralo con la cebolla cambray y sirve.

Canastas de lechuga con tofu crujiente en freidora de aire

V, LG, TA

Rinde 4 porciones (2 canastas cada una)

PARA EL TOFU

1 bloque de 400 g de tofu extrafirme
2 cucharadas de salsa de soya baja en sodio

2 cucharadas de aceite de ajonjolí

1 diente de ajo, picado

PARA LA ENSALADA DE COL

1 cucharada de vinagre de arroz

2 cucharaditas de jarabe de maple o 3 a 4 gotas de estevia líquida

1 cucharadita de aceite de ajonjolí

2 cucharaditas de jengibre fresco rallado

2 ½ tazas de col rallada (morada, blanca o una mezcla)

½ pimiento rojo, cortado muy fino

1 cebolla cambray, cortada en rodajas finas

2 cucharadas de cilantro fresco, picado

PARA SERVIR

½ taza de mayonesa de buena calidad

De ½ a 1 cucharadita de salsa *sriracha*

16 hojas de lechuga francesa

1 cucharadita de ajonjolí tostado

1. PARA EL TOFU, en un plato pon dos toallas de cocina. Coloca el tofu sobre las toallas de papel y cubre con otras dos capas de papel. Pon un sartén pesado encima del tofu y déjalo reposar por 15 min para que se prense y escurra el exceso de líquido. Corta el tofu en 16 bloques rectangulares.

2. Coloca el tofu en un tazón grande. En un tazón pequeño, bate la salsa de soya, el aceite de ajonjolí y el ajo. Rocíala sobre el tofu y revuelve suavemente para cubrirlo. Déjalo marinar durante 15 minutos.

3. Precalienta la freidora de aire a 190 °C durante 5 min. Coloca el tofu en la cesta de la freidora en una sola capa. Cocínalo de 10 a 15 min, dándole la vuelta a la mitad de la cocción, hasta que el tofu esté dorado y crujiente (PARA HORNO: hornéalo a 205 °C de 12 a 15 min, dándole la vuelta una vez).

4. Mientras tanto, para la ensalada de col, en un tazón pequeño, bate el vinagre, la salsa de soya, el jarabe de maple, el aceite de ajonjolí y el jengibre. En un tazón grande, mezcla la col, la zanahoria, el pimiento, la cebolleta y el cilantro. Rocía el aderezo sobre las verduras y mézclalas.

5. Para servir, en un tazón pequeño, mezcla la mayonesa y la salsa *sriracha*. Haz 8 pilas de 2 hojas de lechuga cada una, como canastas. Encima de cada una, coloca 2 trozos de tofu y un poco de ensalada. Rocíala con la mayonesa de *sriracha*. Esparce un poco de ajonjolí y sirve.

Tofu crujiente rostizado con *berbere* y verduras

V, LG, TA

Rinde 4 porciones

PARA EL TOFU Y LAS VERDURAS

1 bloque de 350 g de tofu extrafirme

2 cucharadas de *ghee*, mantequilla o mantequilla vegana

2 cucharadas de aceite de oliva extra virgen

1 cucharada de condimento *berbere* (mezcla de especias etíopes)

2 zanahorias, peladas y cortadas en diagonal, en rodajas de aproximadamente 1 cm de grosor

2 tazas de cabecitas de coliflor

Sal de mar y pimienta negra recién molida

PARA LAS CEBOLLAS MORADAS ENCURTIDAS

2 cebollas moradas pequeñas, peladas, cortadas por la mitad y en rodajas finas

½ taza de vinagre de manzana

1 cucharadita de jarabe de maple o entre 3 y 4 gotas de estevia líquida

1 pizca de pimienta de cayena

1. Para el tofu y las verduras, precalienta el horno a 205 °C. Pon en un plato dos toallas de papel y coloca el tofu encima. Cubre con otras dos toallas de papel. Pon un sartén pesado encima del tofu y déjalo por 15 min para que se prense y escurra el exceso de líquido. Corta el tofu en cubos de 2 cm. Coloca el tofu en un tazón mediano y resérvalo.

2. En un tazón pequeño, mezcla la mantequilla derretida, el aceite de oliva y el condimento *berbere* y revuelve bien para mezclar. Pon las zanahorias y la coliflor en un tazón mediano. Vierte aproximadamente la mitad de la mezcla *berbere* sobre el tofu y la mitad restante sobre las verduras. Sazona ambas al gusto y mézclalas bien.

3. Coloca el tofu en una sola capa en un lado de una bandeja para hornear con borde. Dispón las verduras en una sola capa al otro lado de la bandeja. Asa hasta que el tofu esté dorado y crujiente y las verduras estén caramelizadas y empiecen a dorarse, unos 25 o 30 min, revolviendo una sola vez.

4. Mientras tanto, para las cebollas moradas encurtidas: pon la cebolla en un tazón pequeño y resistente al calor. En una olla pequeña, mezcla el vinagre, el jarabe de maple, la pimienta de cayena, el cilantro y la sal, y deja que hierva. Vierte la mezcla sobre las cebollas, asegurándote de que se sumerjan por completo y déjalas reposar 20 min. Escurre las cebollas y reserva la salmuera para agregar después si así lo deseas.

5. Reparte el tofu y las verduras en 4 platos. Cubre las verduras con las cebollas encurtidas y rocíale un poco de la salmuera si así lo deseas.

Mezcla de tofu al curry con espinacas y jitomate

V, LG, TA

Rinde 2 porciones

230 g de tofu extrafirme
1 cucharada de *ghee*, mantequilla o mantequilla vegana
2 cucharadas de cebolla morada finamente picada
½ taza de jitomates Cherry o uva, partidos a la mitad
1 diente de ajo, picado
1 paquete de 150 g de espinaca *baby*
De ½ a ¾ de cucharadita de curry en polvo
Sal de mar y pimienta negra recién molida
Pan integral o *naan*, tostado (opcional)

1. En un plato, pon dos toallas de papel y coloca el tofu encima. Cubre con otras dos toallas de papel. Pon un sartén pesado encima del tofu y déjalo reposar por 15 min para que se prense y escurra el exceso de líquido. Desmorona el tofu y resérvalo.

2. En un sartén antiadherente mediano, calienta el *ghee* a fuego medio. Añade la cebolla morada y cocina, revolviendo de vez en cuando, durante 2 o 3 min. Añade los jitomates y el ajo, y cocina, revolviendo con frecuencia, durante 2 o 3 min más.

3. Reduce el fuego a medio-bajo y añade las espinacas, el tofu y el curry en polvo. Revuelve bien para mezclar. Tapa y cocina de 4 a 5 min, revolviendo de vez en cuando.

4. Sazona al gusto con sal y pimienta.

5. Sírvelo con pan o *naan* tostado si así lo deseas.

Tempeh y brócoli rostizado con salsa de cacahuate

V, LG, DH

Rinde 2 porciones

PARA EL *TEMPEH*

2 cucharadas de salsa de soya o *tamari* bajos en sodio

1 ½ cucharaditas de jarabe de maple u 8 gotas de estevia líquida

1 cucharada de aceite de ajonjolí

1 diente de ajo, picado

¼ de cucharadita de hojuelas de chile rojo

1 paquete de 250 g de *tempeh*, cortado en cubos o triángulos

PARA LA SALSA DE CACAHUATE

1 trozo de jengibre fresco de 2.5 cm, pelado

1 diente de ajo pequeño

½ taza de crema de cacahuate natural cremosa

2 cucharadas de salsa de soya o *tamari* bajos en sodio

1 cucharada de jugo de limón agrio fresco

1 cucharadita de azúcar morena o 5 gotas de estevia líquida

De ¼ a ½ cucharaditas de hojuelas de chile rojo

PARA EL BRÓCOLI

1 cabeza pequeña de brócoli, cortada en cabecitas
1 cucharada de aceite de ajonjolí
Sal de mar
Ajonjolí

1. **PARA EL *TEMPEH*,** precalienta el horno a 220 °C. Forra dos bandejas para hornear con borde con papel para hornear o aluminio.

2. En un tazón mediano, bate la salsa de soya, el jarabe de maple, el aceite de ajonjolí, el ajo y las hojuelas de chile rojo. Añade el *tempeh* y revuelve para mezclar. Deja marinar a temperatura ambiente durante 20 min, revolviendo cada 5 minutos.

3. Mientras tanto, para la salsa de cacahuate: con la licuadora encendida, echa el jengibre y el ajo, y tritúralos hasta que queden bien picados. Añade la crema de cacahuate, la salsa de soya, el jugo de limón agrio, el azúcar morena, las hojuelas de chile y ⅓ de taza de agua y tritura, añadiendo más agua, 1 cucharada cada vez, si es necesario, hasta que la consistencia sea lisa y más bien líquida. Reserva.

4. **PARA EL BRÓCOLI,** en un tazón grande, mezcla las cabecitas de brócoli con el aceite de ajonjolí y sal al gusto. Esparce los floretes de brócoli en una de las bandejas para hornear ya preparadas. Esparce el *tempeh* marinado en la otra bandeja preparada. Asa tanto el *tempeh* como el brócoli durante unos 20 min, revolviendo cada bandeja una vez. Retira la bandeja del *tempeh* del horno. Añade 2 cucharadas de salsa de cacahuate y vuelve a meterlo al horno. Asa el *tempeh* y el brócoli otros 5 min, o hasta que el *tempeh* esté dorado y crujiente, y el brócoli esté tierno y ligeramente dorado.

5. Reparte el *tempeh* y el brócoli en dos platos. Añade la salsa de cacahuate restante y esparce un poco de ajonjolí.

Lentejas marroquíes especiadas

V, GH, TA

Rinde 4 porciones

PARA LA MEZCLA DE ESPECIAS *RAS EL HANOUT*

½ cucharadita de comino molido

½ cucharadita de jengibre molido

1 cucharadita de sal de mar

½ cucharadita de pimienta negra recién molida

¼ de cucharadita de canela molida

De ¼ a ½ cucharadita de pimienta de cayena

¼ de cucharadita de pimienta gorda molida

⅛ de cucharadita clavo molido

PARA LAS LENTEJAS

¼ de taza de aceite de oliva extra virgen

½ cucharadita de semillas de comino enteras

½ cucharaditas de semillas de cilantro enteras

1 cebolla amarilla pequeña, cortada en cubos

4 dientes de ajo, picados

1 taza de jitomates triturados

De 2 a 2½ tazas de agua

1 taza de lentejas marrones o verdes enteras, enjuagadas

Ralladura fina de 1 limón real

2 cucharadas de jugo de limón real fresco, más al gusto

¼ de taza de perejil fresco picado

PARA SERVIR

Cuscús integral cocido caliente

Yogur griego o de origen vegetal

1. PARA LA MEZCLA DE ESPECIAS, en un tazón pequeño, mezcla el comino, el jengibre, la sal, la pimienta, la canela, la pimienta de cayena, la pimienta gorda y el clavo molido. Reserva.

2. PARA LAS LENTEJAS, en una olla grande, calienta el aceite de oliva a fuego medio-alto. Cuando esté brillante, añade las semillas de comino y cilantro. Deja que chisporroteen de 10 a 15 s o hasta que se desprenda su aroma. Añade la cebolla y cocínala revolviendo con frecuencia, hasta que esté traslúcida y ligeramente dorada. Añade el ajo y cocina hasta que desprenda su aroma, alrededor de 15 segundos.

3. Añade la mezcla de especias a la olla y remueve para cubrir toda la superficie con el aceite y las especias. Incorpora los jitomates y pon el fuego medio-bajo. Deja cocer a fuego lento de 3 a 5 min hasta que el aceite empiece a acumularse en la superficie (esto se llama «templar» las especias y resalta su sabor).

4. Añade el agua, empezando con 2 tazas, y las lentejas. Deja que hiervan. Reduce el fuego, tapa y cuece a fuego lento hasta que las lentejas estén tiernas, pero no sobrecocidas, entre 30 y 40 min, revolviendo de vez en cuando. Añade la ralladura de limón real. Si las lentejas parecen secas, añade más agua.

5. Cuando las lentejas tengan la consistencia deseada, añade las 2 cucharadas de jugo de limón real, el perejil, y el cilantro; añade más limón si lo deseas.

6. Para servir, vierte las lentejas sobre el cuscús cocido caliente, y cubre con yogur.

GUARNICIONES, SOPAS Y ENSALADAS

Salteado de coles de Bruselas con nueces de Castilla y limón real

V, LG, DH

Rinde 4 porciones

2 cucharadas de aceite de oliva extra virgen

½ kg de coles de Bruselas, cortadas en rodajas finas

½ limón real

2 cucharaditas de aceite de nuez o de ajonjolí

Sal de mar y pimienta negra recién molida

⅓ de taza de nueces de Castilla tostadas picadas en trozos grandes

1. En un sartén grande, calienta el aceite de oliva a fuego medio-alto. Añade las coles de Bruselas y cocínalas, revolviéndolas con frecuencia, hasta que se suavicen y estén tiernas, pero todavía crujientes, unos 5 o 6 min (deben seguir siendo de color verde brillante).

2. Retira del fuego. Ralla finamente la cáscara del limón real sobre las coles y exprime el jugo por encima. Rocíalas con el aceite de nuez y sazónalas al gusto con sal y pimienta. Revuelve para mezclar. Esparce las nueces de Castilla sobre las colecitas y sírvelas.

ALTERNATIVA: salmón al sartén con mantequilla de limón real y ajo. Para convertir el salteado de coles de Bruselas con nueces de Castilla y limón real en un plato principal, prepara esta receta hasta el primer paso. Mientras se cuecen las coles, seca 4 filetes de salmón de entre 140 a 170 g. Sazónalos al gusto con sal y pimienta. Calienta 1 cucharada de aceite de oliva extra virgen en un sartén antiadherente grande a fuego medio-alto. Coloca los filetes sobre el lado sin piel y presiona ligeramente. Séllalos, sin moverlos, durante 3 o 4 min hasta que estén crujientes y dorados. Dales la vuelta y sella el lado de la piel durante 2 min. Añade 2 cucharadas de mantequilla, 2 dientes de ajo picado, 3 cucharadas de perejil fresco picado, 3 cucharadas de jugo de limón real fresco y ½ limón real en rodajas al sartén, revolviendo alrededor del pescado. Cocina el salmón 1 o 2 min más, o hasta que esté al punto deseado (es posible que la mantequilla empiece a dorarse un poco; no pasa nada). Reserva la mantequilla de ajo del sartén. Reparte el salteado de coles de Bruselas en 4 platos. Esparce las nueces y cubre el salteado con un filete de salmón. Rocía cada uno con mantequilla de limón real y ajo, y añade una cucharada de perejil fresco picado.

Salteado de acelga china *baby* y hongos *shiitake* al ajo

V, LG, DH

Rinde 4 porciones

1 cucharada de aceite de ajonjolí

2 dientes de ajo, cortados en láminas finas

2 cucharaditas de jengibre fresco, rallado

2 cebollas cambray cortadas en rodajas, separando las partes blancas y verdes

100 g de hongos *shiitake*, sin los tallos, rebanados

½ kg de acelga china, enjuagada, sin los extremos, cortada a lo ancho en trozos de 2 centímetros.

1 cucharada de salsa de soya o *tamari* bajos en sodio

1. En un wok o sartén grande, calienta el aceite de ajonjolí a fuego medio-alto. Añade el ajo, el jengibre, las cebolletas y cocina, revolviendo constantemente, hasta que desprendan su aroma, durante unos 30 s. Añade los hongos y cocínalos; revuelve hasta que se suavicen, de 1 a 2 min. Añade la acelga china, la salsa de soya, 2 cucharadas de agua y tapa. Revuelve para mezclar. Tapa y cocina durante 1 min. Destapa y revuelve, luego tapa y cocina hasta que la acelga china esté tierna, pero todavía crujiente, durante unos 2 o 3 min más.

2. Espolvorea con las cebolletas y sírvelo de inmediato

ALTERNATIVA: acelga china y salteado de hongos *shiitake* con camarones al ajo. Para convertir el salteado de acelga china y hongos *shiitake* al ajo en un plato principal, aumenta el aceite de ajonjolí a 2 cucharadas y añade 1 cucharadita más de salsa de soya. Añade medio kilogramo de camarones pelados y desvenados, o camarones de origen vegetal junto con los hongos.

Kimchi

LG, V, DH

Para 4 tazas

1 cabeza mediana de col china (o col Napa)

3 cucharadas y 4 cucharaditas de sal de mar

½ taza de rábano *daikon* rallado grueso

½ taza de zanahoria rallada gruesa

¼ de taza de cebollas cambray picadas

2 cucharadas de salsa de pescado o salsa de pescado vegana

1 o 2 cucharadas de *gochagaru* (chile coreano rojo en polvo)

1 cucharada de jengibre fresco rallado

2 dientes de ajo, picados

1 cucharadita de azúcar granulada o de 2 a 4 gotas de estevia líquida

1 l de agua

1. Retira las hojas exteriores marchitas de la col. Descorazona y corta la col en trozos de 5 cm. Mide y coloca 12 tazas de col en un tazón grande. Mézclalas con las 3 cucharadas de sal y ponlas en un colador grande para drenar sobre el tazón grande. Deja reposar de 2 a 3 h o hasta que se marchiten.

2. En otro tazón grande, mezcla el rábano, la zanahoria, las cebollas, la salsa de pescado, el *gochagaru*, el jengibre, el ajo y el azúcar. Enjuaga la col y escúrrela bien. Añádela a la mezcla del rábano *daikon* y revuelve para mezclarlo. Deja reposar por 10 minutos.

3. Pasa la mezcla a un recipiente de cerámica, contenedor de vidrio o de plástico. Coloca un plato limpio que quepa dentro del recipiente sobre la mezcla y presiónalo. Deja reposar el recipiente a temperatura ambiente de 2 a 24 h o enfríalo de 5 a 24 h, revolviendo la col y presionando el plato cada hora hasta que se suelte el líquido suficiente como para cubrir la col al menos 2.5 cm (si es necesario, añade salmuera hecha en una proporción de 1 taza de agua por 1 cucharadita de sal marina para cubrirla).

4. Coloca una bolsa grande de plástico resellable llena con el litro de agua más las 4 cucharaditas de sal marina sobre el plato para darle peso. Cubre el recipiente con un paño de cocina limpio o con una tapa holgada. Para que fermente, deja el recipiente fuera de la luz solar directa y a temperatura ambiente durante 2 o 3 días o refrigéralo de 3 a 6 días. El *kimchi* estará listo cuando empiece a burbujear.

5. Transfiere el *kimchi* a tarros limpios o a recipientes herméticos. Guárdalo en el refrigerador hasta por 3 semanas.

NOTA: asegúrate de que tus manos y utensilios estén sumamente limpios para evitar introducir bacterias nocivas al proceso de fermentación.

Dip ranch de yogur para verduras

V, si se usa yogur de origen vegetal, LG, DH

Rinde cerca de 1 taza

1 taza de yogur griego o de origen vegetal

4 cucharaditas de hojuelas de perejil seco

½ cucharadita de eneldo seco

½ cucharadita de ajo en polvo

½ cucharadita de cebolla en polvo

½ cucharadita de hojuelas de cebolla seca

¼ de cucharadita de pimienta negra molida gruesa

½ cucharadita de sal de mar

1 cucharada de suero de leche en polvo (opcional)

1. En un tazón pequeño, mezcla el yogur, el perejil, el eneldo, el ajo en polvo, la cebolla en polvo, las hojuelas de cebolla, la pimienta negra, la sal de mar y el suero de leche en polvo. Tápalo y refrigéralo durante 1 hora para permitir que se mezclen los sabores. Se conserva en el refrigerador hasta por una semana.

Sopa de poro, col y camote

V, LG, DH

Rinde 4 porciones

3 cucharadas de aceite de oliva extra virgen

3 cucharadas de mantequilla o mantequilla vegana

3 poros medianos, las partes blanca y verde claro, cortadas en rodajas finas (ver nota)

8 tazas de col rallada

2 dientes de ajo finamente picados

2 camotes medianos pelados y cortados en cubos

2 tazas de caldo de pollo o verduras

Sal de mar

2 ramitas de tomillo fresco o ½ cucharadita de tomillo seco

Pimienta negra recién molida

Cebollín fresco picado (opcional)

1. En una olla grande, calienta el aceite de oliva y la mantequilla a fuego medio-alto. Añade el poro y cocínalo hasta que esté blando y dorado por los bordes, entre 5 y 7 min. Añade la col y el ajo y cocina, revolviendo de vez en cuando, hasta que la col empiece a caramelizarse, alrededor de 10 min.

2. Incorpora los camotes, el caldo, 4 tazas de agua, sal al gusto y tomillo. Hierve a fuego lento y cuece, parcialmente cubierto, hasta que los camotes estén muy tiernos, unos 45 min. Añade más agua si es necesario, para alcanzar la consistencia deseada. Sazona con pimienta negra al gusto.

3. Retira las ramitas de tomillo y sirve la sopa en 4 platos hondos. Espolvorea con cebollín fresco si lo utilizas.

NOTA: los poros pueden contener mucha arena y tierra. La mejor forma de limpiarlos es cortarlos por la mitad en sentido horizontal, cortarlos en rodajas finas y luego pasarlos por agua fría. Sécalos en una centrifugadora, si la tienes, o simplemente escúrrelos y sécalos con toallas de papel. No saltees los poros si están mojados: se reblandecerán demasiado en vez de caramelizarse como deben.

ALTERNATIVA: sopa de poro, col y camotes con carne. Para hacer una versión más sustanciosa de la sopa de poro, col y camote, prepara la receta como se indica. A continuación, unta un *sirloin* de 225 g con aceite de oliva extra virgen y sazona al gusto con sal, pimienta y chile morrón ahumado. Ásalo hasta que esté medio hecho (entre 15 y 17 min para un filete de 2.5 cm de grosor, de 25 a 27 min para un filete de alrededor de 4 cm de grosor), dándole la vuelta una sola vez. Deja reposar de 5 a 7 min, corta la carne en trozos finos e incorpóralos a la sopa.

Crema de brócoli con queso

LG, DH

Rinde 2 o 3 porciones

2 cucharadas de mantequilla o mantequilla vegana

1 cebolla amarilla mediana, picada

3 dientes de ajo, machacados y pelados

¼ de cucharadita de hojuelas de chile rojo (opcional)

Sal de mar y pimienta negra recién molida

½ kg de brócoli fresco (1 cabeza grande o 2 pequeñas)

1 papa *russet* mediana, pelada y cortada en rebanadas de entre 2.5 y 5 cm

3 tazas de caldo de pollo o agua

Entre 80 y 120 g de queso *cheddar* fuerte, rallado o queso *cheddar* vegano

Crema ácida, yogur griego o crema ácida vegana

Cebollín o cebolleta en rodajas finas

1. En una olla grande, derrite la mantequilla a fuego medio-bajo. Añade la cebolla, el ajo, las hojuelas de pimiento rojo (si las usas), ⅛ de cucharadita de sal y pimienta negra al gusto. Cocina, revolviendo de vez en cuando, hasta que las cebollas empiecen a dorarse, entre 6 y 8 minutos.

2. Mientras tanto, corta los floretes de brócoli de los tallos y resérvalos. Recorta la parte inferior de los tallos y quítales la piel dura con un pelador de verduras. Corta los tallos en trozos de 2.5 cm de grosor y resérvalos.

3. Añade los tallos del brócoli y la papa a la olla. Agrega el caldo de pollo y ½ cucharadita de sal. Deja que hierva y luego reduce a fuego lento y tapa. Cuece hasta que los tallos de brócoli y las rebanadas de papa estén tiernos, durante unos 20 min. Mientras tanto, pica las cabecitas de brócoli que habías reservado en trozos más pequeños.

4. Añade la mitad de las cabecitas a la olla y cuécelos hasta que queden de un color verde fuerte y estén tiernos, pero crujientes, entre 3 y 5 min. Retira la olla del fuego y deja que se enfríe un poco. Por tandas, tritura porciones de la sopa con cuidado en una licuadora hasta que quede una mezcla homogénea y devuelve cada tanda a la olla a medida que la licúas (como alternativa puedes usar una batidora de inmersión).

5. Vuelve a poner la olla a fuego medio y añade el resto de las cabecitas, tapa y cuece hasta que estos adquieran un color verde fuerte y estén tiernos, pero todavía crujientes, entre 4 y 6 min. Añade el queso y revuelve hasta que se derrita. Pruébalo y rectifica los condimentos, si lo deseas.

6. Para servir, vierte la sopa en platos hondos. Añade una cucharada de crema ácida, mézclala un poco y espolvorea cebollín o cebolla cambray en rodajas.

BEBIDAS

Kéfir de coco

V, LG, DH

Para aproximadamente 1 l

2 latas de 400 ml de leche entera de coco
1 sobre de 5 g de fermento de kéfir (fermento para leche búlgara)

1. Vierte cada lata de leche de coco en un tarro de cristal de ½ l. Añade la mitad del sobre a cada tarro, remueve bien con una cuchara no metálica o con palitos chinos de madera/bambú.
2. Coloca un cuadro de papel pergamino sobre cada tarro y cúbrelo con la tapa. Agita suavemente. Coloca los tarros en un lugar cálido, como arriba del refrigerador, y deja fermentar de 24 a 48 horas.
3. Guárdalos en el refrigerador hasta por 3 semanas.

Chai helado de leche de avena

V, LG, DH

Rinde 1 porción

1 taza de leche de avena

1 cucharada de Polvo *Chai Latte* AmyMD o cualquier mezcla de especias *chai*

De 2 a 4 gotas de estevia líquida

½ taza de hielo, y más para servir

Canela molida, para espolvorear

1. En una coctelera, mezcla leche de avena, el *chai latte* en polvo, la estevia y el hielo. Agita enérgicamente hasta que esté bien fría y se haya disuelto el polvo, de 10 a 15 segundos.
2. Cuela en un vaso alto lleno de hielo. Espolvorea con canela y sirve de inmediato.

Malteada proteica de vainilla y *chai*

V, LG, TA

Rinde 1 porción

1 taza de leche vegetal sin endulzar

10 g de Polvo *Chai Latte* AmyMD o cualquier mezcla de especias *chai*

10 g de proteína vegetal de vainilla sin azúcar en polvo

½ plátano congelado, cortado en rebanadas

½ taza de hielo

1. En una licuadora, mezcla la leche vegetal, el *chai latte* en polvo, la proteína en polvo, el plátano y el hielo. Bate a alta velocidad hasta obtener la consistencia deseada, por 1 a 2 min (si el licuado está demasiado espeso, añade un poco más de leche vegetal o agua).

Bebida caliente de moka y menta

V, LG, TA

Rinde 1 porción

¾ de taza de leche de avena

1 cucharada de cacao en polvo, más un poco adicional para espolvorear

De 12 a 18 gotas de estevia líquida

¾ de taza de café exprés o de café fuerte

1 gota de aceite esencial de menta (comestible)

¼ de cucharadita de extracto puro de vainilla

1. En una olla pequeña, bate la leche de avena, 1 cucharada de cacao en polvo y la estevia. Añade el café, el aceite esencial de menta y la vainilla. Calienta, revolviendo con frecuencia, hasta que se formen burbujas en el borde de la olla.

2. Vierte en una taza y espolvorea con cacao en polvo. Sirve de inmediato.

Licuado de cerezas y crema de almendras

V, LG, TA

Rinde 1 licuado

¾ de taza de leche vegetal

¾ de taza de cerezas negras congeladas

½ taza de yogur griego natural o yogur de origen vegetal

1 cucharada de crema de almendra

1 cucharada de proteína vegetal de vainilla sin azúcar en polvo

½ taza de hielo

1. En una licuadora, mezcla la leche vegetal, las cerezas, el yogur, la crema de almendras, la proteína en polvo y el hielo. Licúa hasta obtener una mezcla homogénea.

Kombucha

V, G, DH

Para 8 botellas (de 500 ml)

16 tazas de agua potable

6 bolsitas de té (verde, negro, blanco o una combinación)

1 taza de azúcar granulada

1 o 2 tazas de líquido iniciador (ver notas)

1 SCOBY (ver notas)

Saborizantes opcionales

1. En una olla mediana, pon a hervir 4 tazas de agua. Retírala del fuego y añade las bolsitas de té. Deja reposar 15 min, retira las bolsitas y tíralas. Incorpora el azúcar hasta que se disuelva.

2. Mientras tanto, añade las 12 tazas de agua restantes a un recipiente de cristal de boca ancha de 3.8 l. Añade el té azucarado al recipiente. Comprueba la temperatura de la mezcla; no debe estar a más de 37.7° C. Añade el líquido iniciador y remueve para mezclar. Añade el SCOBY.

3. Cubre el recipiente con una toalla de papel, una servilleta o un paño de tejido apretado y sujétalo con una liga. Colócalo en una zona ventilada y cálida (entre 24 y 30 °C), alejado de la luz solar directa. Deja reposar durante 7 días (es posible que el SCOBY madre suba a la superficie, se hunda o flote de lado y se formará un nuevo SCOBY bebé arriba).

4. Para probar la infusión, desliza un popote debajo de los SCOBY. Cuando la *kombucha* tenga el equilibrio adecuado de dulce o ácido para tu gusto, decántala. Si no es así, vuelve a tapar y sigue fermentando, probando la mezcla cada 2 días.

5. Para decantar, utiliza las manos limpias para transferir los SCOBY a un recipiente de cristal alto, junto con 1 o 2 tazas de *kombucha* (esto servirá como líquido iniciador para el siguiente lote). Si vas a preparar otra tanda de inmediato, cubre el recipiente con una toalla de papel o un paño de tejido bien apretado y resérvalo. De lo contrario, tápalo bien y refrigéralo hasta 1 mes.

6. Para la *kombucha* saborizada, añade el saborizante deseado a cada una de las 8 botellas de ½ l. Vierte el *kombucha* en las botellas por medio de un embudo, llenándolas casi hasta el tope. Coloca las tapas y guarda las botellas fuera de la luz solar directa entre 1 y 3 días; destapa las botellas a diario para liberar la carbonatación y evitar explosiones.

7. Coloca las botellas en el refrigerador y enfríalas al menos 4 h. Cuela los saborizantes de la *kombucha* antes de beberla.

SABORIZANTES OPCIONALES:

FRAMBUESA-JAMAICA: añade 1 cucharada de frambuesa ligeramente triturada y ½ cucharadita de hojas de Jamaica

LAVANDA: añade 1 cucharadita de flores secas de lavanda.

CÚRCUMA-JENGIBRE: añade 1½ cucharaditas de raíz de cúrcuma fresca rallada y 2 cucharaditas de jengibre fresco rallado.

NOTAS

◆ No utilices tisanas u otro tipo de infusiones herbales.

◆ Puedes comprar el SCOBY (cultivo simbiótico de bacterias y levaduras) en internet o en la mayoría de las tiendas de alimentos orgánicos.

◆ El líquido iniciador puede ser el que viene con el SCOBY que hayas comprado o la *kombucha* natural que sueles usar.

◆ La *kombucha* terminada se conservará en el refrigerador hasta 3 semanas.

REFRIGERIOS

Fruta cubierta con chocolate oscuro

V, LG, TA

Para 24 piezas

¼ de kg de trocitos de chocolate oscuro sin azúcar o chocolate vegano sin azúcar

8 chabacanos secos

8 rebanadas de manzana deshidratada

8 ciruelas secas (pasas)

Flor de sal de mar (sal en hojuelas)

Pistaches, almendras, nueces de Castilla o una mezcla de todas las anteriores, tostadas y picadas finamente (ver nota)

1. Cubre una bandeja para hornear grande con borde, con papel encerado.

2. En un tazón mediano apto para el microondas, calienta los trocitos de chocolate al 50% de potencia en intervalos de 30 s, revolviendo después de cada intervalo, hasta que el chocolate se derrita y tenga una consistencia homogénea. Deja enfriar ligeramente, unos 5 minutos.

3. Sumerge los chabacanos, las manzanas y las ciruelas pasas en el chocolate y colócalas en la bandeja para hornear que preparaste. Espolvorea inmediatamente con flor de sal o los frutos secos de tu elección.

4. Cuando toda la fruta esté cubierta y espolvoreada, mete la bandeja al refrigerador para que el chocolate se endurezca.

5. Guarda en un recipiente herméticamente cerrado en el refrigerador hasta por una semana. Para obtener un mejor sabor y textura, deja que alcance la temperatura ambiente antes de servir.

NOTA: puedes utilizar solo un tipo de fruto seco, o ninguno, pero los pistaches saben particularmente bien con los chabacanos, las nueces con la manzana y las almendras con las ciruelas pasas. También puedes hacer solo uno o dos tipos de fruta. Lo que prefieras.

Monedas de chocolate y menta con nibs de cacao

V, LG, TA

Para alrededor de 40 piezas

¼ kg de trocitos de chocolate oscuro sin azúcar o chocolate vegano sin azúcar
2 gotas de aceite esencial de menta (comestible)
½ taza de nibs de cacao

1. Cubre una bandeja para hornear con borde con papel encerado.
2. En un tazón mediano apto para el microondas, calienta los trocitos de chocolate, junto con las gotas de aceite esencial de menta, al 50% de potencia en intervalos de 30 s, revolviendo después de cada intervalo, hasta que el chocolate se derrita por completo.
3. Deja caer cucharadas de chocolate a una distancia de al menos 5 cm del molde preparado. Golpea el molde contra la superficie

de trabajo una o dos veces para que el chocolate se extienda, formando círculos de unos 5 cm de ancho.

4. De inmediato, mientras el chocolate siga líquido, espolvorea cada uno con ½ cucharadita de nibs de cacao. Mete la bandeja en el refrigerador para que el chocolate se endurezca.

5. Guarda en un recipiente herméticamente cerrado hasta una semana. Para obtener el mejor sabor y textura, deja que alcance la temperatura ambiente antes de servir.

Brownies suavecitos de frijol negro

V, GF, DH, TA

Rinde 9 brownies

1 lata de 440 g de frijoles negros, escurridos y enjuagados

2 cucharadas de cacao en polvo sin azúcar

½ taza de avena instantánea

¼ de cucharadita de sal de mar

½ taza de jarabe de maple o 1 cucharadita de estevia líquida

¼ de taza de aceite de coco, y un poco más para engrasar el sartén

2 cucharaditas de extracto de vainilla

1 cucharadita de café exprés instantáneo en polvo

½ taza de trocitos de chocolate oscuro sin azúcar o chocolate vegano sin azúcar

1. Precalienta el horno a 175 °C. Engrasa un molde de 20 × 20 cm con un poco de aceite de coco.

2. En un procesador de alimentos, mezcla los frijoles, el cacao, la avena, la sal, el jarabe de maple, el cuarto de taza de aceite de coco, el extracto de vainilla y el café exprés en polvo.

Procesa la mezcla hasta que quede completamente homogénea. Luego, incorpora los trocitos de chocolate.

3. Vierte la mezcla en el molde preparado. Hornéala de 15 a 18 min, o hasta que la superficie parezca casi seca, pero que aún esté un poco brillante.

4. Deja enfriar el molde sobre una rejilla al menos 10 min antes de cortar (si los *brownies* aún parecen poco hechos, enfríalos en el refrigerador toda la noche antes de cortarlos).

Pudín de chía y especias de calabaza

V, GF, TA

Rinde 4 porciones

2 ¼ tazas de leche vegetal sin endulzar

1 taza de puré de calabaza

2 cucharadas de jarabe de maple o ¼ de cucharadita de estevia líquida

½ cucharadita de extracto puro de vainilla

5 cucharadas de chía

2 cucharaditas de especias para pay de calabaza

Una pizca de sal de mar

¼ de taza de nueces pecanas

2 cucharadas de pepitas de calabaza

1. En un tazón mediano, bate la leche vegetal, el puré de calabaza, el jarabe de maple, el extracto de vainilla y la chía. Añade las especias de pay de calabaza y la sal, y bate para mezclar. Tapa la mezcla y refrigérala hasta que espese, como un pudín, entre 2 y 3 horas.

2. Para servir, reparte el pudín en 4 platos hondos o moldes. Cúbrelo con las nueces pecanas y las pepitas

NOTA: el pudín puede hacerse con antelación y guardarse en un recipiente hermético en el refrigerador hasta por 4 días.

Tazón de yogur de té verde con frutos rojos y chocolate

GF, V (si se utiliza yogur de origen vegetal) DH, TA

Rinde 1 porción

¾ de taza de yogur griego natural o yogur de origen vegetal

1 cucharada de proteína vegetal de vainilla sin azúcar en polvo

1 cucharadita de polvo de *matcha* de alta calidad

De ½ a ¾ cucharaditas de miel de agave o entre 3 y 5 gotas de estevia líquida

Frutos rojos frescos, como frambuesas, arándanos azules o zarzamoras

1 cucharada de trocitos de chocolate negro sin azúcar

1. En un tazón pequeño, bate el yogur, el polvo de proteína, el polvo de *matcha*, y la miel de agave hasta obtener una mezcla homogénea. Cubre con los frutos rojos y trocitos de chocolate. Sirve de inmediato.

AGRADECIMIENTOS

A medida que la pandemia llegó a 2022, mi perspectiva cambió un poco. Después de escribir mi más reciente libro, le di gracias a todo mundo; en términos literales, a todas las personas del planeta de las que me pude acordar. En parte por gratitud y en parte ¡por miedo a olvidarme de alguien!

Pues bien, ahora ya no tengo ese miedo, porque ¡ya les di gracias a todas las personas a las que tenía que agradecerles!

Ese también es el punto de este libro; no temer lo que los demás puedan pensar de lo que pienso, y de esta manera lo escribí. Quería que fuera algo transparente, científico y, sobre todo, aplicable.

Al igual que yo, quiero que vivas una vida sin miedo y en paz; quiero que puedas identificar lo que realmente deseas. Esto te dará libertad mental y corporal y ambas son de suma importancia.

Quiero agradecer a mis padres, a mi hermano, y a mis amigos y familia por aguantarme durante este viaje. En especial a mi amado esposo, que primero escuchó mis ocurrencias y luego se dio cuenta de que se estaban convirtiendo en un libro y en un negocio. Poco sabía que iba a emprender este loco viaje conmigo, pero no habría podido hacerlo sin su apoyo. Deseo que todas las mujeres encuentren una pareja con la que se sientan libres para crecer. Además, hemos sido bendecidos con dos hijos que son como joyas.

Quiero darle también las gracias a mi maravillosa agente, Heather Jackson, que también es mi guía en el proceso de publicación, a mi editorial y, en particular, a Sarah Pelz; ha sido un sueño trabajar con alguien que está tan en sintonía con el mundo de la salud y el de los libros a un mismo tiempo. Gracias por darme la oportunidad de volver a trabajar con ustedes. Gracias a mi colaboradora, Maggie Greenwood-Robinson, por ser tan amable y paciente con mis textos, mis notas y mi apretada agenda.

La siguiente cita de Bobby Flay, a través de Tim Ferriss, resume mis últimos tres años de manera más que perfecta: «Asume riesgos y obtendrás recompensas. Aprende de tus errores hasta que tengas éxito. Es así de sencillo».

He fracasado, pero aprendí de mis errores. Gracias por tu interés en este libro y, sobre todo, gracias por tu interés en la ciencia.

BIBLIOGRAFÍA

INTRODUCCIÓN: NO ES TU CULPA

American Diabetes Association. Estadísticas, www.diabetes.org.

Bermudez-Humaran, L. G. y colaboradores. (2019). "From Probiotics to Psychobiotics: Live Beneficial Bacteria Which Act on the Brain-Gut Axis". *Nutrients* 11: 890.

Hallam, J. y colaboradores. (2016). "Gender-related Differences in Food Craving and Obesity". *The Yale Journal of Biology and Medicine*, 89: 161-173.

Lehto, S. A. y colaboradores. (2016). —Psychobiotics and the Manipulation of Bacteria-Gut Brain Signals». *Trends in Neuroscience* 39: 763-781.

Thompson, M. (2019). *«Health and Fitness Industry Statistics».* AXcess News, axcessnews.com/national/health/health-and-fitness-industry-statistics-2019-10771/.

CAPÍTULO 1. ¿CÓMO ES QUE MI HAMBRE SE DAÑÓ TANTO?

Arterburn, L. M. y colaboradores. (2008). «Algal-Oil Capsules and Cooked Salmon: Nutritionally Equivalent Sources of

Docosahexaenoic Acid». *Journal of the American Dietetic Association* 108: 1204-1209.

Cork, S. C. (2018). «The Role of the Vagus Nerve in Appetite Control: Implications for the Pathogenesis of Obesity». *Journal of Neuroendocrinology* 30: e12643.

Hall, K. D. y colaboradores. (2019). «Ultra-Processed Diets Cause Excess Calorie Intake and Weight Gain: An Inpatient Randomized Controlled Trial of Ad Libitum Food Intake». *Cell Metabolism* 30: 67-77.

Huberman, A. (2021). «*How Our Hormones Control Our Hunger, Eating & Satiety*». Pódcast, 19 de abril, hubermanlab.com/how-our-hormones-control-our-hunger-eating-and-satiety/.

Kozimor, A. y colaboradores. (2013). «Effects of Dietary Fatty Acid Composition from a High Fat Meal on Satiety». *Appetite* 69: 39-45.

Ravussin, E. y colaboradores. (2019). «Early Time-Restricted Feeding Reduces Appetite and Increases Fat Oxidation but Does Not Affect Energy Expenditure in Humans». *Obesity* 27: 1244-1254.

Schroeder. J. (2013). «Are Oreos Addictive? Research Says Yes». *Science Daily*, octubre.

Sohn, J. (2015). «Network of Hypothalamic Neurons that Control Appetite». *BMB Reports* 48(4): 229-233.

Zagmutt, S. y colaboradores. (2018). «Targeting AGRP Neurons to Maintain Energy Balance: Lessons from Animal Models». *Biochemical Pharmacology* 155: 224-232.

Zanchi, D. y colaboradores. (2017). «The Impact of Gut Hormones on the Neural Circuit of Appetite and Satiety: A Systematic Review». *Neuroscience and Biobehavioral Reviews* 80: 457-475.

CAPÍTULO 2. LOS SECUESTRADORES DEL HAMBRE

Akyol, A. y colaboradores. (2019). «Impact of Three Different Plate Colours on Short-term Satiety and Energy Intake: A Randomized Controlled Trial». *The Nutrition Journal* 17: 46.

Bruno, N. y colaboradores. (2013). «The Effect of the Color Red on Consuming Food Does Not Depend on Achromatic (Michelson) Contrast and Extends to Rubbing Cream on the Skin». *Appetite* 71: 307-313.

Johnson, J. (2018). «Fad Diets Are Bad Diets. American Council on Science and Health», www.acsh.org.

Lakhano, N. y colaboradores. (2021). «American Council on Science and Health Revealed: The True Extent of America's Food Monopolies, and Who Pays the Price». *Guardian*, julio.

Tomova, L. y colaboradores. (2020). «Acute Social Isolation Evokes Midbrain Craving Responses Similar to Hunger». *Nature Neuroscience* 23: 1597-1605.

Van Doorn, G. H. y colaboradores. (2014). «Does the Colour of the Mug Influence the Taste of the Coffee?» *Flavour* 3, 25 de noviembre.

CAPÍTULO 3. EL PODER DE LOS PSICOBIÓTICOS

Abisado, R. G. y colaboradores. (2018). «Bacterial Quorum Sensing and Microbial Community Interactions». *mBIO* 9: e02331-17.

Alcock, J. y colaboradores. (2014). «Is Eating Behavior Manipulated by the Gastrointestinal Microbiota? Evolutionary Pressures and Potential Mechanisms». *Bioessays* 36: 940-949.

Crovesy, L. y colaboradores. (2020). «Profile of the Gut Microbiota of Adults with Obesity: A Systematic Review». *European Journal of Clinical Nutrition* 74: 1251-1262.

Dinan, T. G. and Cryan, J.F. (2017). «The Microbiome-Gut-Brain Axis in Health and Disease». *Gastroenterology Clinics of North America* 46: 77-89.

Jäger, R. y colaboradores. (2019). «International Society of Sports Nutrition Position Stand: Probiotics». *International Society of Sports Nutrition* 16: 62.

Jacques, P. F. and Wang, H. (2014). «Yogurt and Weight Management». *The American Journal of Clinical Nutrition* 99 (Suplemento 5): 1229S-1234S.

Martin, F. P. y colaboradores. (2012). «*Specific Dietary Preferences Are Linked to Differing Gut Microbial Metabolic Activity in Response to Dark Chocolate Intake*». *Journal of Proteome Research*, publicación electrónica, noviembre.

Schmidt, K. y colaboradores. (2015) «Prebiotic Intake Reduces the Waking Cortisol Response and Alters Emotional Bias in Healthy Volunteers». *Psychopharmacology* 232: 1793-1801.

Song, S. J., y colaboradores. (2013). «Cohabiting Family Members Share Microbiota with One Another and with Their Dogs». *Elife* 2: e00458.

Steenbergen, L. y colaboradores. (2015). «A Randomized Controlled Trial to Test the Effect of Multispecies Probiotics on Cognitive Reactivity to Sad Mood. *Brain*», *Behavior, and Immunity* 48: 258-264.

Xiang Ng, Q. y colaboradores. (2018). «A Meta-Analysis of the Use of Probiotics to Alleviate Depressive Symptoms». *Journal of Affective Disorders* 228: 13-19.

Yoona, K. y colaboradores. (2016). «Polyphenols and Glycemic Control». *Nutrients* 8: 17.

Zheng, P. y colaboradores. (2019). «The Gut Microbiome from Patients with Schizophrenia Modulates the Glutamate-

Glutamine-GABA Cycle and Schizophrenia-Relevant Behaviors in Mice». *Science Advances* 5: eaau8317.

CAPÍTULO 4. DESAPRENDER A COMER

Sakkas, H. y colaboradores. (2020). « Nutritional Status and the Influence of the Vegan Diet on the Gut Microbiota and Human Health». *Medicina* 56: 88.

Wise, P. M. y colaboradores. (2016). «Reduced Dietary Intake of Simple Sugars Alters Perceived Sweet Taste Intensity but Not Perceived Pleasantness». *The American Journal of Clinical Nutrition* 103: 50-60.

CAPÍTULO 5. PASO 1: REABASTECER

Anderson, J. W. y colaboradores. (2019). «Health Benefits of Dietary Fiber». *Nutrition Reviews* 67: 188-205.

Farr, O. M. y colaboradores. (2018). «Walnut Consumption Increases Activation of the Insula to Highly Desirable Food Cues: A Randomized, Double-Blind, Placebo-Controlled, Cross-Over f MRI Study». *Diabetes, Obesity, and Metabolism* 20: 173-177.

Gray, B. y colaboradores. (2013). «Omega-3 Fatty Acids: A Review of the Effects on Adiponectin and Leptin and Potential Implications for Obesity Management». *European Journal of Clinical Nutrition* 6: 1234-1242.

Hiel, S. y colaboradores. (2019). «Effects of a Diet Based on Inulin-Rich Vegetables on Gut Health and Nutritional Behavior in Healthy Humans». *The American Journal of Clinical Nutrition* 109: 1683-1695.

Lazutkaite, G. y colaboradores. (2017). «Amino Acid Sensing in Hypothalamic Tanycytes via Umami Taste Receptors». *Molecular Metabolism* 6: 1480-1492.

Leri, M. y colaboradores. (2020). «Healthy Effects of Plant Polyphenols: Molecular Mechanisms». *International Journal of Molecular Sciences* 21: 1250.

Ortinau, L. C. y colaboradores. (2014). «Effects of High-Protein vs. High-Fat Snacks on Appetite Control, Satiety, and Eating Initiation in Healthy Women». *Nutrition Journal* 13: 97.

Parra, D. y colaboradores. (2008). «A Diet Rich in Long Chain Omega-3 Fatty Acids Modulates Satiety in Overweight and Obese Volunteers during Weight Loss». *Appetite* 51: 676-680.

Prieto, M. A. y colaboradores. (2019). «Glucosinolates: Molecular Structure, Breakdown, Genetic, Bioavailability, Properties and Healthy and Adverse Effects». *Advances in Food and Nutrition Research* 90: 305-350.

Reed, J. A. y colaboradores. (2008). «Effects of Peppermint Scent on Appetite Control and Caloric Intake». *Appetite* 51: 393.

Rigamonti, A. y colaboradores. (2020). «The Appetite-Suppressant and GLP-1-Stimulating Effects of Whey Proteins in Obese Subjects Are Associated with Increased Circulating Levels of Specific Amino Acids». *Nutrients* 12: 775.

Roberfroid, M. y colaboradores. (2010). «Prebiotic Effects: Metabolic and Health Benefits». *British Journal of Nutrition* 104 Suplemento 2: S1-63.

Şanlier, N. y colaboradores. (2019). «Health Benefits of Fermented Foods». *Critical Reviews in Food Science and Nutrition* 59: 506-527.

Tome, D. y colaboradores. (2009). «Protein, Amino Acids, Vagus Nerve Signaling, and the Brain». *The American Journal of Clinical Nutrition* 90: 838S-843S.

Tremblay, A. y colaboradores. (2015). «Impact of Yogurt on Appetite Control, Energy Balance, and Body Composition». *Nutrition Reviews* 73 Suplemento 1: 23-27.

Wastyk, H. y colaboradores. (2021). «Gut-Microbiota-Targeted Diets Modulate Human Immune Status». *Cell* 184: 4137-4153.

Zemel, M.y Bruckbauer, A. (2013). «Effects of a Leucine and Pyridoxine-Containing Nutraceutical on Body Weight and Composition in Obese Subjects». *Diabetes, Metabolic Syndrome, and Obesity: Targets and Therapy* 6: 309-315.

CAPÍTULO 6. PASO 2: REPROGRAMAR

Deckersbach, T. y colaboradores. (2014). «Pilot Randomized Trial Demonstrating Reversal of Obesity-Related Abnormalities in Reward System Responsivity to Food Cues with a Behavioral Intervention». *Nutrition & Diabetes* 4: e129.

Goodridge, A. y colaboradores. (2013). «Food Addiction: Its Prevalence and Significant Association with Obesity in the General Population». *PLOS One* 8: e74832.

Guiliani, N. y colaboradores. (2013). «Piece of Cake: Cognitive Reappraisal of Food Craving». *Appetite* 64: 56-61.

Huberman, A. (2021). «How to Increase Motivation and Drive». 22 de marzo, hubermanlab.com./how-to-increase-motivation-and-drive/.

Kuijer, R. G. y colaboradores. (2014). «Chocolate Cake: Guilt or Celebration? Associations with Healthy Eating Attitudes, Perceived Behavioural Control, Intentions and Weight-Loss». *Appetite* 74: 48-54.

Patrick, V. M.y Hagtvedt, H. (2012). «"I Don't" versus "I Can't"»: When Empowered Refusal Motivates Goal-Directed Behavior". *Journal of Consumer Research* 39: 371-381.

Strachan, S. M.y Brawley, L.R. (2009). «Healthy-Eater Identity and Self-Efficacy Predict Healthy Eating Behavior: A Prospective View». *Journal of Health Psychology* 14: 684-695.

CAPÍTULO 7. PASO 3: REAJUSTAR

American Psychological Association. (2020). *Stress in America 2020: A National Mental Health Crisis.*

Cedernaes, J. y colaboradores. (2019). «Transcriptional Basis for Rhythmic Control of Hunger and Metabolism within the AGRP Neuron». *Cell Metabolism* 29: 1078-1091

Davis, N.y Sample, I. (2017). «Nobel Prize for Medicine Awarded for Insights into Internal Biological Clock». *Guardian*, 2 de octubre.

Huang, W., y colaboradores. (2011). «Circadian Rhythms, Sleep, and Metabolism». *The Journal of Clinical Investigation* 121: 2133-2141.

Law, R. y colaboradores. (2020). «Stress, the Cortisol Awakening Response and Cognitive Function». *International Review of Neurobiology* 150: 187-217.

Longo, V. D., Panda, S. y colaboradores. (2016). «Fasting, Circadian Rhythms, and Time-Restricted Feeding in Healthy Lifespan». *Cell Metabolism* 23: 1048-1059.

Pot, G. K. y colaboradores. (2016). «Meal Irregularity and Cardiometabolic Consequences: Results from Observational and Intervention Studies». *Proceedings of the Nutrition Society* 75: 475-486.

Ravussin, E. y colaboradores. (2019). «Early Time-Restricted Feeding Reduces Appetite and Increases Fat Oxidation but Does Not Affect Energy Expenditure in Humans». *Obesity* 27: 1244-1254.

Russell, G., and Lightman, S. (2019). «The Human Stress Response». *Nature Reviews—Endocrinology* 15: 525-534.

Turekcorinne, F. W. y colaboradores. (2005). «Obesity and Metabolic Syndrome in Circadian Clock Mutant Mice». *Science* 308: 1043-1045.

CAPÍTULO 8. PASO 4: REVITALIZAR

Beil, L. (2021). «How Sleep Affects Your Blood Sugar». WebMD. com, 25 de julio, https://www.webmd.com/diabetes/sleep-affects-blood-sugar.

Broussard, J. L. y colaboradores. (2016). «Elevated Ghrelin Predicts Food Intake During Experimental Sleep Restriction». *Obesity* 24: 132-138.

Cappuccio, F. y colaboradores. (2010). «Sleep Duration and All-Cause Mortality: a Systematic Review and Meta-Analysis of Prospective Studies». *Sleep* 33: 585-592.

Henst, R. H. P. y colaboradores. (2019). «The Effects of Sleep Extension on Cardiometabolic Risk Factors: A Systematic Review». *Journal of Sleep Research* 28: e12865.

Katano, S. y colaboradores. (2011). «Association of Short Sleep Duration with Impaired Glucose Tolerance or Diabetes Mellitus». *Journal of Diabetes Investigation* 2: 366-372.

Owens, B. (2013). «Obesity: Heavy Sleepers». *Nature* 497: S8-S9 (2013).

St. Onge, M. P. y colaboradores. (2016). «Fiber and Saturated Fat Are Associated with Sleep Arousals and Slow Wave Sleep». *Journal of Clinical Sleep Medicine* 12: 19-24.

Suni, E. (2021). «Sleep Deprivation». National Sleep Foundation, 24 de junio, https://www.sleepfoundation.org/sleep-deprivation.

Underner, M. y colaboradores. (2006). «Cigarette Smoking and Sleep Disturbance». *La Revue des Maladies Respiratoires* 23 (Suplemento 3): 6S67-6S77.

CAPÍTULO 9. PASO 5: REENTRENAR

Allen, J. M. y colaboradores. (2018). «Exercise Alters Gut Microbiota Composition and Function in Lean and Obese Humans». *Medicine and Science in Sports and Exercise* 50: 747-757.

Berman, M. G. y colaboradores. (2008). «The Cognitive Benefits of Interacting with Nature». *Psychological Science* 19: 1207-1212.

Broom, D. R. (2009). «Influence of Resistance and Aerobic Exercise on Hunger, Circulating Levels of Acylated Ghrelin, and Peptide YY in Healthy Males». *American Journal of Physiology-Regulatory, Integrative and Comparative Physiology* 296: R29-R35.

Fillon, A. y colaboradores. (2020). «Appetite Control and Exercise: Does the Timing of Exercise Play a Role?». *Physiology and Behavior* 218: 112733.

Freitas, M. C. y colaboradores. (2019). «Appetite Is Suppressed After Full-Body Resistance Exercise Compared with Split-Body Resistance Exercise: The Potential Influence of Lactate and Autonomic Modulation». *Journal of Strength and Conditioning Research*, 35: 2532-2540.

Larson-Meyer, D. E. y colaboradores. (2012). «Influence of Running and Walking on Hormonal Regulators of Appetite in Women». *Journal of Obesity*, 29 de abril.

Lim, S. A. y Cheong, K. J. (2015). «Regular Yoga Practice Improves Antioxidant Status, Immune Function, and Stress Hormone Releases in Young Healthy People: A Randomized, Double-Blind, Controlled Pilot Study». *Journal of Complementary and Alternative Medicine* 21: 530-538.

McIver, S. y colaboradores. (2009). «Yoga as a Treatment for Binge Eating Disorder: A Preliminary Study». *Complementary Therapies in Medicine* 17: 196-202.

Watts, A. W. y colaboradores. (2018). «Yoga's Potential for Promoting Healthy Eating and Physical Activity Behaviors Among Young Adults». International Journal of Behavioral Nutrition and Physical Activity 15: 42.

Young, S. N. (2007). «How to Increase Serotonin in the Human Brain without Drugs». *Journal of Psychiatry and Neuroscience* 32: 394-399.